Heidelberger Taschenbücher Band 176
Basistext Medizin

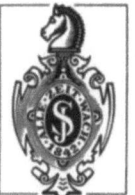

Radiologie

Begleittext zum Gegenstandskatalog für den ersten Abschnitt der ärztlichen Prüfung

Zweite, neubearbeitete und erweiterte Auflage

Herausgegeben von
W. Wenz und H. Mönig

Unter Mitarbeit von
K. Flemming D. Gehring G. Hoffmann
G. Konermann W. Prütz H. Reinwein
M. Wannenmacher

Mit 69 Abbildungen und 18 Tabellen

Springer-Verlag
Berlin Heidelberg New York 1980

Prof. Dr. Werner Wenz

Abteilung Röntgendiagnostik im Zentrum Radiologie
der Universität Freiburg im Breisgau, Hugstetterstraße 55,
D-7800 Freiburg i. Br.

Prof. Dr. Hans Mönig

Institut für Biophysik und Strahlenbiologie der Universität
Freiburg im Breisgau, Albertstraße 23, D-7800 Freiburg i. Br.

CIP-Kurztitelaufnahme der Deutschen Bibliothek. Radiologie: Begleittext zum
Gegenstandskatalog für d. 1. Abschnitt d. ärztl. Prüfung/hrsg. von W. Wenz u.
H. Mönig. Unter Mitarb. von K. Flemming. – 2., neubearb. u. erw. Aufl. – Berlin,
Heidelberg, New York: Springer, 1980.
(Heidelberger Taschenbücher: Bd. 176: Basistext Medizin)
ISBN-13: 978-3-540-10302-8   e-ISBN-13: 978-3-642-67773-1
DOI: 10.1007/978-3-642-67773-1
Ne: Wenz, Werner (Hrsg.); Flemming, K. (Mitarb.)

Das Werk ist urheberrechtlich geschützt. Die dadurch begründeten Rechte, insbesondere die der Übersetzung, des Nachdruckes, der Entnahme von Abbildungen, der Funksendung, der Wiedergabe auf photomechanischem oder ähnlichem Wege und der Speicherung in Datenverarbeitungsanlagen bleiben, auch bei nur auszugsweiser Verwertung, vorbehalten. Bei Vervielfältigungen für gewerbliche Zwecke ist gemäß § 54 UrhG eine Vergütung an den Verlag zu zahlen, deren Höhe mit dem Verlag zu vereinbaren ist.

© by Springer-Verlag Berlin Heidelberg 1976, 1980

Die Wiedergabe von Gebrauchsnamen, Handelsnamen, Warenbezeichnungen usw. in diesem Werk berechtigt auch ohne besondere Kennzeichnung nicht zu der Annahme, daß solche Namen im Sinne der Warenzeichen- und Markenschutz-Gesetzgebung als frei zu betrachten wären und daher von jedermann benutzt werden dürften.

Herstellung: Konrad Triltsch, Würzburg.
2124/3140 – 543210

Vorwort zur zweiten Auflage

Die Neufassung des Gegenstandkatalogs für den ersten Abschnitt der Ärztlichen Prüfung brachte auch Änderungen für das Fachgebiet Radiologie. Dadurch wurde eine neue Bearbeitung der vorgesehenen 2. Auflage erforderlich.

Der Wissensstoff wird nicht mehr in Frage- und Antwortform angeboten, sondern möglichst knapp „lehrbuchartig" behandelt, um das Begreifen von Zusammenhängen zu erleichtern. Der Text des Gegenstandkataloges wird dabei jedem Abschnitt so vorangestellt, daß der Wissensstand jederzeit überprüft werden kann.

Gegenüber der 1. Auflage ist das Bildmaterial wesentlich erweitert worden. Da den Examensfragen teilweise auch Bilder beigegeben werden, halten wir diesen Aspekt für wichtig. Der Studierende hat auf diese Weise Gelegenheit, schon früh mit der Auswertung von Röntgenaufnahmen vertraut zu werden.

Um die Geschlossenheit des Stoffgebietes zu erreichen, wurde die Zahl der Mitarbeiter gegenüber der 1. Auflage verringert.

Freiburg i. Br., August 1980   W. Wenz
                                                                       H. Mönig

Vorwort zur ersten Auflage

Im 1. klinischen Studienabschnitt ist nach der neuen Approbationsordnung eine Pflichtvorlesung „Kursus Radiologie und Strahlenschutz" vorgesehen. In diesem Kurs sollen radiologische Grundkenntnisse vermittelt werden, auf denen im 2. und 3. klinischen Studienabschnitt spezielle Unterweisungen in der klinischen Radiologie aufbauen können.

Der Lernstoff ist festgelegt im Gegenstandskatalog, der vom Institut für Med. Prüfungsfragen Mainz herausgegeben worden ist. Das in diesem Katalog geforderte Wissen geht nach unserer übereinstimmenden Meinung weit über den Rahmen des angestrebten Basiswissens hinaus und läßt sich auch nicht in einem einzigen Semesterkurs erschöpfend abhandeln.

Bis zur dringend notwendigen Neufassung wird vom Zentrum Radiologie der Universität Freiburg deshalb, in engster Anlehnung an die Fragen des Gegenstandkatalogs, das Stoffgebiet Radiologie in Frage- und Antwortform abgehandelt, wobei alle Mitarbeiter versuchen, Wesentliches zu bringen und für das Examen Unwesentliches wegzulassen. Die Autoren haben jahrelange Erfahrung auf dem Gebiet der theoretischen und klinischen Radiologie, speziell in der Durchführung des vorgeschriebenen Kursus.

Wir hoffen, daß der vorgelegte Begleittext zum Gegenstandkatalog dem Studierenden radiologisches Wissen in übersichtlicher Form anbietet, die Vorbereitungen zum Examen erleichtert und das Interesse an diesem so wichtigen Fach für seine weitere ärztliche Tätigkeit weckt.

Freiburg i. Br., November 1975   W. Wenz

Inhaltsverzeichnis

1	**Physikalische Grundlagen** (H. Mönig und W. Prütz)	
1.1	Entstehung und Eigenschaften ionisierender Strahlen	1
1.1.1	Radioaktive Strahlenquellen, Radionuklide	1
1.1.2	Röntgenanlagen	5
1.1.3	Gammafernbestrahlungsanlagen und Teilchenbeschleuniger	8
1.2	Wechselwirkungen von Strahlung und Materie	9
1.2.1	Wechselwirkungen geladener Teilchen	10
1.2.2	Wechselwirkungen von Photonen	12
1.3	Messung ionisierender Strahlen und Dosisbegriffe	15
1.3.1	Nachweismethoden	15
1.3.2	Teilchenzählung	17
1.3.3	Dosismessung	18
1.3.4	Bestimmung der Aktivität radioaktiver Stoffe	23
2	**Biologische Grundlagen** (K. Flemming und G. Konermann)	
2.1	Grundkenntnisse strahlenbiologischer Phänomene	25
2.1.1	Relative biologische Wirksamkeit	25
2.1.2	Zeitliche Dosisverteilung	26
2.1.3	Räumliche Dosisverteilung	27
2.1.4	Zeitliche Entwicklung biologischer Strahlenwirkungen	28
2.2	Biochemische und zelluläre Veränderungen nach Bestrahlung	31
2.2.1	DNA	31
2.2.2	Biosynthesen von Makromolekülen	32
2.2.3	Strahlenempfindliche Bereiche der Zelle	32
2.2.4	Zellorganellen	32
2.2.5	Zellabbau	33
2.2.6	Hemmung der Zellvermehrung und Zelltod	34
2.2.7	Erholung	35
2.2.8	Zellzyklus (Mitose-Zyklus)	36

2.2.9	Modifizierung der Zellabtötung	37
2.2.10	Strahlenbiologische Grundlagen der Tumortherapie	40
2.3	Strahlenwirkung auf Gewebe und Organe, insbesondere auf Zellerneuerungssysteme	43
2.3.1	Strahlenwirkung und Zellerneuerung	43
2.3.2	Gonaden	44
2.3.3	Hämatopoetisches System	45
2.3.4	Verdauungstrakt	47
2.3.5	Haut	48
2.4	Akute Strahlenkrankheit	49
2.5	Strahleninduzierte Spätwirkungen beim Menschen	51
2.5.1	Degenerative Veränderungen	51
2.5.2	Maligne Neoplasien	52
2.6	Strahlenwirkung auf die pränatale Entwicklung	53
2.7	Genetische Strahlenwirkung	56
2.7.1	Strahlenbedingte Mutationen; Verdopplungsdosis	56
2.7.2	Zeitabhängigkeit	59

3 Grundlagen des Strahlenschutzes (H. Mönig und W. Prütz)

3.1	Begründung für die Festlegung von Dosisgrenzwerten	61
3.2	Zivilisatorische Strahlenexposition	66
3.3	Strahlenschutzrecht	70
3.3.1	Röntgenverordnung (RöV)	70
3.3.2	Strahlenschutzverordnung (StrlSchV)	76
3.4	Praktischer Strahlenschutz	82

4 Röntgendiagnostische Verfahren und deren Aussagewert (W. Wenz und H. Reinwein)

4.1	Allgemeine technische Grundlagen röntgendiagnostischer Methoden	86
4.1.1	Erzeugung eines Röntgenbildes	86
4.1.2	Röntgenbildverstärker, Röntgenfernsehen, Kinematographie, Bildbandspeicher	88
4.1.3	Schichtaufnahmetechnik	89
4.1.4	Computertomographie	90
4.1.5	Untersuchungsmethoden der Mamma	91

4.1.6	Kymographie	92
4.1.7	Röntgenuntersuchungen mit Kontrastmitteln	93
4.1.8	Kontrastdarstellung des Herzens und der Gefäße	94
4.1.9	Lymphographie	97
4.1.10	Zerebrale Angiographie, Pneumenzephalographie und Myelographie	97
4.2	Aussagewert der Methoden	101
4.2.1	Röntgenaufnahme	101
4.2.2	Röntgendurchleuchtung	103
4.2.3	Schichtaufnahmen	105
4.2.4	Schirmbildaufnahmen	106
4.2.5	Computertomographie	106
4.2.6	Kymographie	108
4.2.7	Kontrastdarstellung des Herzens und der Gefäße; Kinematographie	109
4.2.8	Lymphographie	113
4.2.9	Zerebrale Angiographie, Pneumenzephalographie und Myelographie	114
4.2.10	Cholezystocholangiographie	115
4.2.11	Bronchographie	117
4.2.12	Arthrographie	118
4.2.13	Verdauungstrakt	120
4.2.14	Urogenitaltrakt	122

5 Nuklearmedizin (G. Hoffmann und D. Gehring)

5.1	Prinzipien nuklearmedizinischer In-vivo-Diagnostik: Erfassung der Kinetik radioaktiver Stoffe im Organismus	124
5.1.1	Messung der räumlichen Radioaktivitätsverteilung im Organismus (Radioaktivität als Funktion des Ortes)	125
5.1.2	Messung der zeitlichen Radioaktivitätsverteilung im Organismus (Radioaktivität als Funktion der Zeit)	127
5.1.3	Gemeinsame Erfassung der räumlichen und zeitlichen Radioaktivitätsverteilung im Organismus	129
5.2	In-vitro-Diagnostik: Anwendung von radioaktiven Stoffen an Körperflüssigkeiten und Gewebsproben von Patienten	131

5.3	Biologische Grundlagen der Funktions- und Lokalisationsdiagnostik	135
5.4	Grundlagen der Radiopharmazie und Radiochemie	143
5.4.1	Träger	143
5.4.2	Applikationsformen	145
5.4.3	Spezifische Aktivität	146
5.4.4	Radiotoxizität, „Pharmakotoxizität"	146

6 Grundlagen zur Klinik der Strahlenbehandlung
(M. Wannenmacher)

6.1	Gutartige Erkrankungen	150
6.2	Bösartige Tumoren und Systemerkrankungen	152
Sachverzeichnis		159

Mitarbeiterverzeichnis

Prof. Dr. Kurt Flemming

Institut für Biophysik und Strahlenbiologie der Universität Freiburg im Breisgau, Albertstraße 23, D-7800 Freiburg i. Br.

Priv.-Doz. Dr. Dieter Gehring

Abteilung für Nuklearmedizin, LVA-Stoffwechselklinik, D-6990 Bad Mergentheim

Prof. Dr. Günter Hoffmann

Abteilung Klinische Nuklearmedizin im Zentrum Radiologie der Universität Freiburg im Breisgau, Hugstetterstraße 55, D-7800 Freiburg i. Br.

Prof. Dr. Gerhard Konermann

Institut für Biophysik und Strahlenbiologie der Universität Freiburg im Breisgau, Albertstraße 23, D-7800 Freiburg i. Br.

Dr. Walter Prütz

Institut für Biophysik und Strahlenbiologie der Universität Freiburg im Breisgau, Albertstraße 23, D-7800 Freiburg i. Br.

Dr. Helmuth Reinwein

Sektion Pädiatrische Röntgendiagnostik im Zentrum Radiologie der Universität Freiburg im Breisgau, Mathildenstraße 1, D-7800 Freiburg i. Br.

Prof. Dr. Dr. Michael Wannenmacher

Abteilung Röntgen- und Strahlentherapie im Zentrum Radiologie der Universität Freiburg im Breisgau, Hugstetterstraße 55, D-7800 Freiburg i. Br.

1 Physikalische Grundlagen

1.1 Entstehung und Eigenschaften ionisierender Strahlen
(s. a. GK 1, Physik, Kap. 8)

1.1.1 Radioaktive Strahlenquellen, Radionuklide

> Kernumwandlungen von Radionukliden
> Größenordnung und Energiebereiche der emittierten Teilchen und Photonen für die in der Medizin und im Strahlenschutz wichtigen Radionuklide (z. B. ^{60}Co, ^{226}Ra)
> Kenntnis der Begriffe „offener" und „umschlossener" radioaktiver Stoffe; praktische Bedeutung für den Strahlenschutz
> Bedeutung radioaktiver Stoffe mit kurzer Halbwertzeit (Größenordnung Stunden, z. B. ^{99m}Tc) bei medizinischen Untersuchungen
> Verwendung umschlossener radioaktiver Stoffe mit langer Halbwertzeit (z. B. ^{226}Ra, ^{60}Co) für die Strahlentherapie
> Bedeutung der Halbwertzeit des jeweiligen Radionuklids für Maßnahmen und Aufwand zur Dekontamination sowie für die Beseitigung radioaktiver Abfälle

Unter radioaktiven Stoffen versteht man laut Atomgesetz (1976): (1) besondere spaltbare Stoffe (Kernbrennstoffe) und (2) Stoffe, die ionisierende Strahlen spontan aussenden. Die Emission ionisierender Strahlen aus Atomkernen ist mit Kernumwandlungen verbunden oder erfolgt im Anschluß an Kernumwandlungen.

Die wichtigsten Arten von Kernumwandlungen (Elementumwandlungen) von Radionukliden sind in Abb. 1.1 dargestellt. Emittiert ein Radionuklid ein *α-Teilchen* (Heliumkern), so entsteht als Tochtersubstanz ein Nuklid mit einer um 2 niedrigeren Protonenzahl und einer um 4 niedrigeren Nukleonenzahl (2 Protonen + 2 Neutronen).

Beispiel: $^{226}_{88}\text{Ra} \rightarrow {}^{222}_{86}\text{Rn} + {}^{4}_{2}\text{He}$.

Die emittierte α-Strahlung ist monoenergetisch. Die Energie der α-Strahlung der natürlich radioaktiven Stoffe liegt bei etwa 5 MeV (4,78 MeV für $^{226}_{88}$Ra).

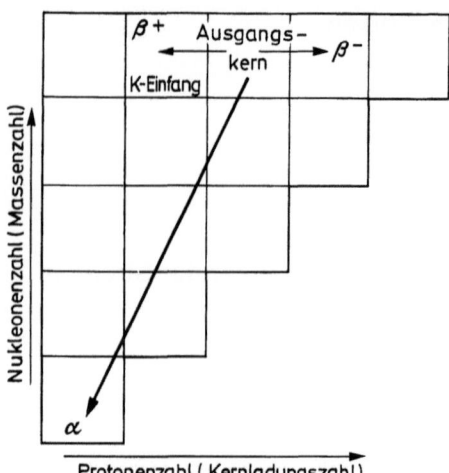

Abb. 1.1. Ausschnitt aus einer Nuklidkarte mit Anordnung der Nuklide nach Nukleonenzahl (= Anzahl Protonen + Neutronen = Massenzahl) und Kernladungszahl. Isotope stehen in senkrechter, Isobare in waagrechter Reihe

Bei Emission eines β^--*Teilchens* (Elektron) entsteht ein Folgekern mit einer um 1 höheren Protonenzahl und bei β^+-Emission (Positron) ein Folgekern mit einer um 1 niedrigeren Protonenzahl. Beim β-Zerfall ändert sich die Massenzahl nicht.

Beispiele: $^{32}_{15}P \rightarrow {}^{32}_{16}S + e^- + \tilde{\nu}$,
$^{11}_{6}C \rightarrow {}^{11}_{5}B + e^+ + \nu$,

(ν und $\tilde{\nu}$ sind Elementarteilchen ohne Masse und ohne Ladung; sie werden Neutrino bzw. Antineutrino genannt.)

Die β-Strahler emittieren ein kontinuierliches Spektrum von Elektronen bzw. Positronen mit einer für ein Radionuklid charakteristischen Maximalenergie E_{max}. E_{max} beträgt z. B. 0,02 MeV für Tritium (^3_1H) und 1,71 MeV für $^{32}_{15}P$.

Beim *K-Einfang* wird ein Bahnelektron aus einer K-Schale in den Kern aufgenommen. Dieser Vorgang vermindert wie bei der Positronenemission die Protonenzahl um 1. Die Lücke in der K-Schale wird durch Elektronenübergang aus einer äußeren Schale aufgefüllt. Dabei kommt es zur Emission einer für das Tochternuklid charakteristischen Röntgenstrahlung (K-Strahlung). Der Übergang eines L-Elektrons in die K-Schale kann jedoch auch strahlungslos verlaufen, wobei die freiwerdende Energie zur Freisetzung eines oder mehrerer Elektronen (Auger-Elektronen) aus der Atomhülle führt (Auger-Effekt).

Beispiel: $^{125}_{53}J + e^- \rightarrow {}^{125}_{52}Te + K\text{-Strahlung}$ ($\rightarrow$ Auger-Elektronen).

Oftmals verbleiben im Anschluß an α- oder β-Umwandlungen die Kerne kurzzeitig (10^{-14} s) im angeregten Zustand. Die überschüssige Kernenergie wird als γ-*Strahlung* (elektromagnetische Wellenstrahlung, Photon) abgegeben. Bei diesem Vorgang findet keine Kernumwandlung statt. Anstelle der Emission von γ-Strahlung kann jedoch auch die Anregungsenergie auf ein Hüllenelektron übertragen werden, das dann das Atom verläßt (Konversionselektron). Man nennt diesen Vorgang innere Konversion.

Bei einzelnen Radionukliden kann die Lebensdauer der angeregten Zustände bis zu einigen Tagen dauern. Diese Zustände bezeichnet man als metastabil oder isomer und kennzeichnet sie durch ein m hinter der Massenzahl.

Beispiel: $^{99m}_{43}Tc$ mit einer Halbwertzeit (s. S. 4) von 6 h für die 0,14 MeV-γ-Strahlung.

Die γ-Strahlung ist monoenergetisch, kann jedoch für ein Radionuklid aus mehreren Linien bestehen.

Beispiele:

$^{60}_{27}Co$ nach β^--Umwandlung, zwei γ-Linien mit 1,17 und 1,33 MeV;

$^{131}_{53}J$ nach β^--Umwandlung, insgesamt neun γ-Linien zwischen 0,08 und 0,81 MeV;

$^{214}_{83}Bi$ (RaC) als Folgeprodukt in der Radiumzerfallsreihe mit sehr vielen γ-Linien zwischen 0,24 und 2,43 MeV. Diese γ-Strahlung wird im wesentlichen bei der Radiumstrahlentherapie ausgenutzt.

In der Medizin werden *offene und umschlossene radioaktive Stoffe* verwendet. Nach der Strahlenschutzverordnung (s. 3.3.2) sind umschlossene radioaktive Stoffe „ständig von einer allseitig dichten, festen, inaktiven Hülle umschlossen oder in festen inaktiven Stoffen ständig so eingebettet, daß bei üblicher betriebsmäßiger Beanspruchung ein Austritt radioaktiver Stoffe mit Sicherheit verhindert wird". Die übrigen Fälle gehören in die Kategorie der offenen radioaktiven Stoffe. Die Strahlenschutzverordnung schreibt vor, daß die Dichtheit der Umhüllung umschlossener radioaktiver Stoffe zu prüfen und die Prüfung in bestimmten Zeitabständen zu wiederholen ist. Mit der Prüfung wird eine „offizielle" Stelle des jeweiligen Bundeslandes beauftragt. Bei der Anwendung von offenen radioaktiven Stoffen besteht die Gefahr der Kontamination und der ungewollten Inkorporation. Deshalb sind beim Umgang mit solchen Stoffen besondere Arbeitsverfahren zu verwenden, die diese Gefahren so gering wie möglich halten (§ 53, Strahlenschutzverordnung).

Durch Zerfall nimmt die Anzahl der Kerne eines Radionuklids mit der Zeit ab. Die Anzahl der Zerfälle pro Zeiteinheit für ein Radionuklid oder für ein Radionuklidgemisch bezeichnet man als *Aktivität A*. Die SI-Einheit der Aktivität ist das Becquerel (Bq). Eine radioaktive Strahlenquelle besitzt die Aktivität 1 Bq, wenn ihre Zerfallsrate $A = 1\ s^{-1}$ beträgt. Als besondere Einheit wird für eine Übergangszeit noch das Curie (Ci) verwendet: $1\ Ci = 3{,}7 \cdot 10^{10}$ Zerfälle $\cdot s^{-1}$; $1\ Ci \triangleq 3{,}7 \cdot 10^{10}$ Bq; andererseits $1\ Bq \approx 27\ pCi\ (= 27 \cdot 10^{-12}\ Ci)$.

Die Abnahme der Aktivität mit der Zeit wird durch das *radioaktive Zerfallsgesetz* beschrieben:

$$A_t = A_0\ e^{-\lambda t}.$$

A_t = Aktivität zur Zeit t, A_0 = Anfangsaktivität, λ = Zerfallskonstante (charakteristisch für jedes Radionuklid).

Die *physikalische Halbwertzeit T* ist die Zeit, nach der nur noch die Hälfte der ursprünglichen Aktivität A_0 vorliegt ($A_0/2 = A_0\ e^{-\lambda T}$). Die Aktivität nimmt nach folgender Gesetzmäßigkeit mit der Anzahl n der Halbwertzeiten ab: $A = A_0/2^n$. Das heißt, nach 2T beträgt die Aktivität noch 25% von A_0 und nach 10 T nur noch ca. 0,1% ($1/2^{10} = 1/1024$).

Bei gleicher Ausgangsaktivität ist die Anzahl der Zerfälle über einen bestimmten Zeitraum um so geringer, je kürzer die Halbwertzeit ist. Daraus folgt, daß von zwei Radionukliden mit gleicher Strahlung, dasjenige zur geringeren Strahlenexposition führt, das die kürzere Halbwertzeit besitzt. Deshalb sollten bei der diagnostischen Anwendung von radioaktiven Stoffen nach Möglichkeit Radionuklide mit kurzer Halbwertzeit verwendet werden. Bei dieser Betrachtung ist jedoch neben der physikalischen die biologische Halbwertzeit (s. 5.1) mit zu berücksichtigen. Die Forderung nach kurzer Halbwertzeit bedeutet, daß dieser Parameter in einem vernünftigen Verhältnis zur Untersuchungsdauer stehen soll (Größenordnung Stunden, z. B. $^{99m}_{43}Tc$).

Radioaktive Substanzen mit mittlerer Halbwertzeit (Größenordnung Tage, z. B. $^{90}_{39}Y$, $^{198}_{79}Au$) können zur intrakorporären Strahlentherapie verwendet werden, ohne daß sie aus dem Körper wieder entfernt werden müssen. Dagegen erfordert die externe Strahlentherapie mit Gammabestrahlungsanlagen umschlossene radioaktive Stoffe mit langer Halbwertzeit (Größenordnung Jahre, z. B. $^{60}_{27}Co$, $^{137}_{55}Cs$), um eine zu häufige Erneuerung zu vermeiden. Beispiele für Halbwertzeiten einiger Radionuklide siehe Tabelle 3.9 (S. 78).

Trotz aller Vorsichtsmaßnahmen läßt sich beim Umgang mit offenen radioaktiven Stoffen die Möglichkeit einer äußeren Verunreinigung (Kontamination) von Körperoberflächen (beruflich strahlenexponiertes Personal, Patient), von Geräten und von Arbeitsplätzen nicht ausschließen. Für den Aufwand der *Dekontamination* spielt u. a. die Halbwertzeit des betreffenden Radionuklids eine wichtige Rolle. Bei sehr kurzlebigen Radionukliden kann sich eine Dekontamination von Sachgütern dadurch „erledigen", daß man eine gewisse Zeit abwartet. Wie bereits oben ausgeführt, ist z. B. nach 10 Halbwertzeiten nur noch rund 1‰ der ursprünglichen Aktivität vorhanden.

Die Strahlenschutzverordnung fordert den Schutz von Luft, Wasser und Boden gegenüber der Ableitung oder dem Entweichen von offenen radioaktiven Stoffen. Deshalb ist man auch in nuklearmedizinischen Kliniken gehalten, radioaktive Abfälle oder radioaktives Material z. B. von Körperausscheidungen der Patienten entweder an bestimmten Sammelstellen abzuliefern oder in besonderen Behältern auf eine festgelegte Aktivität abklingen zu lassen. Aus den oben dargelegten Ausführungen ergibt sich, daß radioaktive Stoffe mit kurzer physikalischer Halbwertzeit für Abklingbehälter besser geeignet sind als langlebige Radionuklide.

1.1.2 Röntgenanlagen

> Bereiche der in der Röntgendiagnostik und der Röntgentherapie verwendeten Röhrenspannung
> Bedeutung der Röhrenspannung und der Filterung für das Energiespektrum der Röntgenstrahlung
> Bedeutung der Zusammenhänge zwischen Dosis, Dosisleistung und Einschaltzeit für die Strahlenbelastung des Patienten und seiner Umgebung
> Definition der Begriffe „Nutzstrahlung", „Gehäusedurchlaßstrahlung" und „Streustrahlung"

Die wichtigsten Komponenten einer Röntgenanlage sind eine Röntgenröhre, ein Schutzgehäuse für die Röhre, eine Blende zur Einstellung des Strahlenfeldes, ein Hochspannungserzeuger und ein Heizkreistransformator für die Kathode, mit dem der Röhrenstrom eingestellt werden kann. Der Fachnormenausschuß Radiologie hat einige Begriffe aus der radiologischen Technik wie folgt definiert (DIN 6814, Blatt 2): *Primärstrahlung* ist die gesamte aus dem Strahler austretende Strahlung. *Streustrahlung* ist die Photonenstrahlung (Röntgenstrahlung), die von primären Photonen durch Richtungsänderung mit oder ohne Energieverlust erzeugt wird. *Nutzstrahlenbereich* heißt der kegel- oder pyramidenförmige Bereich, der durch die Strahlenquelle (Brennfleck des Röntgenstrahlers) und durch die wirksamen Kanten des Blendensystems festgelegt ist. *Nutzstrahlung* ist die Strahlung innerhalb des Nutzstrahlenbereichs mit Ausnahme von Streustrahlung aus dem durchstrahlten Körper. *Störstrahlung* ist die gesamte Strahlung außerhalb des Nutzstrahlenbereichs. Sie enthält einen Teil der Primärstrahlung, der außerhalb des Brennflecks entsteht und durch die

Strahlenaustrittsöffnung der Blende gelangt, und den Teil der Primärstrahlung, der vom Schutzgehäuse oder den absorbierenden Teilen der Blende noch durchgelassen wird (*Durchlaßstrahlung*), sowie die aus dem Nutzstrahlenbereich seitlich austretende Streustrahlung. An der Kathode der Röntgenröhre werden Elektronen durch glühelektrischen Effekt gebildet und durch eine angelegte Röhrenspannung beschleunigt. Röntgenstrahlen entstehen durch zwei Vorgänge: (1) Anregung und Ionisation der Atome des Anodenmaterials durch die beschleunigten Elektronen. Dadurch wird *charakteristische Strahlung* (charakteristisch für die Art des Anodenmaterials) emittiert. In Abb. 1.2 ist die charakteristische Strahlung bei den 130-kV-Spektren an den aufgesetzten Linien zu erkennen. (2) Abbremsen der Elektronen im Anodenmaterial, wodurch Bremsstrahlung emittiert wird. Die Bremsstrahlung besteht aus einem kontinuierlichen Spektrum und ihre maximale Energie (Grenzenergie) ist durch die angelegte Röhrenspannung gegeben (z. B. 70 kV: Grenzenergie = 70 keV). Abbildung 1.2 zeigt Röntgenbremsspektren (Energiespektren) für 70 und 130 kV. Die Fläche unter den Kurven ist ein Maß für

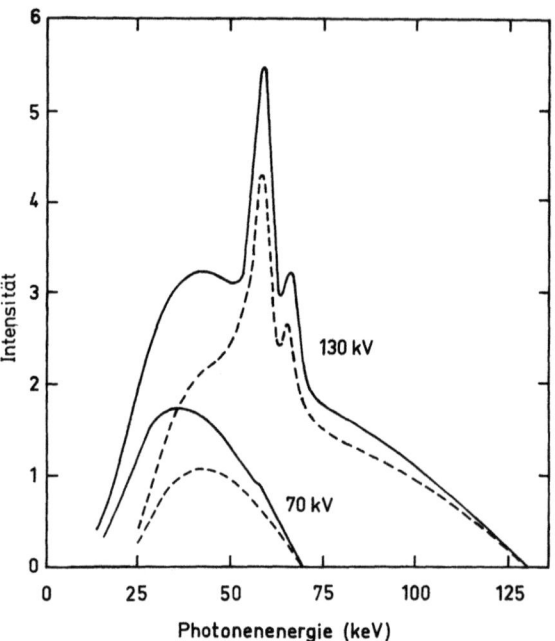

Abb. 1.2. Energiespektren einer Röntgenröhre mit Wolframanode für 70 und 130 kV-Röhrenspannung. Intensität ist die Photonenzahl in dem jeweiligen Energiebereich in willkürlichen Einheiten. ——— 2 mm-Al-Filterung; – – – – – 5 mm-Al-Filterung

die Gesamtintensität. Man erkennt, wie stark die Intensität mit der Spannung anwächst. Jedem Spektrum kann eine mittlere Energie $\bar{E}$ zugeordnet werden. Bei üblicher Filterung beträgt $\bar{E} \approx 1/3\, E_{max}$. *Beispiel:* Bei einer Röhrenspannung von 60 kV ($E_{max} = 60$ keV) ist $\bar{E} \approx 20$ keV.
Es ist üblich, die Röntgenstrahlung von bestimmten *Röhrenspannungen* Härtebereichen zuzuordnen. Die Bezeichnungen weich, hart usw. sind auf die Absorptionseigenschaften der Röntgenstrahlung bezogen. Weiche Strahlung wird stärker absorbiert als harte Strahlung. In Tabelle 1.1 sind die Bereiche mit den Hauptanwendungsgebieten aufgegliedert. Nach Empfehlungen der Deutschen Röntgen-Gesellschaft sollte für eine Tiefentherapie der Bereich der harten Strahlen wegen ungünstiger Strahlenverteilung im Patienten nicht mehr verwendet werden, sondern nur sehr harte oder ultraharte Strahlung (s. 6.2). Zur Erzeugung ultraharter Röntgenstrahlen verwendet man keine Röntgenröhren sondern Beschleuniger (s. 1.1.3).

Tabelle 1.1. Härtebereiche (Qualitätsbereiche) von Röntgenstrahlen nach DIN-Blatt 6814/2, ihre Anwendung in der Medizin sowie das meist verwendete Filtermaterial

Härtebereich	Röhrenspannung (in kV) bzw. Grenzenergie (in keV)	Anwendung (Filtermaterial)
Sehr weich	bis 20	Hauttherapie (Al)
Weich	20 bis 60	Hauttherapie (Al), Diagnostik (Al)
Mittelhart	60 bis 150	Diagnostik[a] (Al), Halbtiefentherapie (Cu)
Hart	150 bis 400	konventionelle Tiefentherapie (Cu)
Sehr hart	400 bis 3 000	Tiefentherapie (Cu oder Pb)
Ultrahart	3 000 bis 45 000	Tiefentherapie (Pb)

[a] Die Anwendung von Röntgenstrahlen in der Diagnostik im Bereich von 100 bis 150 kV wird als Hartstrahltechnik bezeichnet

Bringt man in den Strahlengang der Röntgenstrahlung ein Filter, so ändern sich die Spektren (s. Abb. 1.2). Ein Filter schwächt die energieärmeren (weichen) Anteile stärker als die energiereicheren (härteren). Die *Filterung* bewirkt eine „Aufhärtung" des Strahlengemisches. Ohne Filterung würden die weichen Komponenten im Oberflächengewebe des Patienten absorbiert werden und zu einer zusätzlichen Strahlenbelastung führen.
Exponiert man einen Körper (oder Körperteil) gewollt einer Nutzstrahlung oder nicht gewollt einer Störstrahlung, so wird durch die Strahlung

Energie auf den Körper übertragen. Die pro Masseneinheit übertragene Strahlenenergie wird als Energie-Dosis definiert (s. 1.3.3). Die *Dosis* nimmt bei konstanter *Dosisleistung* (= Dosis pro Zeiteinheit) linear mit der *Einschaltzeit* (Bestrahlungszeit, Belichtungszeit, Durchleuchtungszeit) der Röntgenröhre zu. Die Dosis hängt ferner in folgender Weise von verschiedenen Parametern der Röntgenanlage ab: Sie nimmt linear mit der Röhrenstromstärke zu. Deshalb bildet man bei der Röntgenaufnahmetechnik aus Stromstärke und Belichtungszeit das mAs-Produkt. Die Dosis ist dann linear von diesem Parameter abhängig. Die Dosis nimmt ferner mit ansteigender Spannung und größer werdendem Bestrahlungsfeld zu. Der letztgenannte Parameter ist besonders für den Strahlenschutz von Bedeutung. Die Streustrahlenbelastung im Patienten vergrößert sich nämlich mit dem durchstrahlten Volumen. Das durchstrahlte Volumen ist im wesentlichen das Produkt aus der Dicke des Patienten und dem eingestellten Bestrahlungsfeld. Deswegen ist in der Röntgenverordnung (s. 3.3.1) vorgeschrieben, daß bei Anwendung von Röntgenstrahlen auf den lebenden Menschen das Nutzstrahlenbündel auf den unmittelbaren Untersuchungsgegenstand einzublenden ist. Weitere Parameter, die die Dosis beeinflussen, sind die Filterung und der Abstand von der Strahlenquelle. Je größer die Filterschichtdicke und der Abstand (quadratisches Abstandsgesetz, s. 3.4) sind, um so geringer ist die Dosis.

1.1.3 Gammafernbestrahlungsanlagen und Teilchenbeschleuniger

Anwendung von Gammafernbestrahlungsanlagen und Teilchenbeschleunigern (z. B. Kreisbahnbeschleuniger, Linearbeschleuniger) in der Strahlentherapie und Nuklearmedizin

Wie bereits im vorigen Abschnitt erwähnt, sollte eine Strahlentherapie maligner Tumoren mit sehr harten oder ultraharten Strahlen durchgeführt werden. Nur diese energiereiche Strahlung führt bei weitgehender Schonung gesunder Gewebe zu einer optimalen Dosisverteilung im Patienten. Als *Gammafernbestrahlungsanlagen* werden meistens Telekobaltgeräte eingesetzt. Solche Strahlenquellen enthalten ca. 10^{14} Bq ($\approx$ 3000 Ci) $^{60}_{27}$Co, das im Anschluß an einen β^--Zerfall zwei γ-Linien mit einer Energie von 1,17 und 1,33 MeV emittiert.
Eine andere Art energiereiche Strahlen zu erzeugen beruht auf dem Prinzip des *Teilchenbeschleunigers*. Der Vorgang besteht darin, Elektronen oder andere geladene Teilchen in einem Vakuum durch elektrische Felder auf hohe Geschwindigkeiten zu beschleunigen. Dieses Prinzip wird bereits in der Röntgenröhre angewandt. Wesentlich energiereichere Elektronen erhält man jedoch durch Beschleunigung in mehreren Stufen. Man unter-

scheidet *Linearbeschleuniger* mit geradliniger Anordnung der Beschleunigungsstufen und *Kreisbeschleuniger* (*Betatron*), bei denen die *Elektronen* während der Beschleunigung durch starke Magnetfelder auf Kreisbahnen gehalten werden. In der Strahlentherapie werden schnelle Elektronen im Energiebereich von 3 bis 45 MeV bei entsprechender Indikation direkt angewandt. Meistens werden jedoch die so beschleunigten Elektronen zur Erzeugung ultraharter Röntgenstrahlen (3 – 45 MeV) genutzt, indem man die Elektronen auf Schwermetallanoden (Targets) schießt.

Das Prinzip der Linearbeschleuniger oder Kreisbeschleuniger (*Zyklotron*) wird auch für *schwere geladene Teilchen* z. B. Protonen, Deuteronen usw. angewandt. Durch Kernreaktion an einem geeigneten Target lassen sich z. B. schnelle Neutronen erzeugen, die ebenfalls in der Strahlentherapie Verwendung finden. Ferner lassen sich mit solchen Teilchenbeschleunigern durch Kernreaktion spezielle Radionuklide mit meist sehr kurzer Halbwertzeit für die Anwendung in der Nuklearmedizin herstellen.

1.2 Wechselwirkungen von Strahlung und Materie

Tritt ionisierende Strahlung mit Materie (gasförmig, flüssig oder fest) in Wechselwirkung, so besteht eine wesentliche Reaktion in der *Ionisation:*

Atom + Strahlung → (Atom)$^+$ + (Elektron)$^-$.

Das heißt, aus einem Atom (oder Molekül) wird ein negativ geladenes Elektron der Elektronenhülle abgetrennt.

Die ionisierende Strahlung besteht aus sehr unterschiedlichen Teilchen. Man unterscheidet zwischen *direkt und indirekt ionisierenden Teilchen:*

Direkt und	indirekt ionisierende Teilchen
Elektronen (e^-)	Photonen (Röntgen- und γ-Strahlen)
Positronen (e^+)	Neutronen (n)
Protonen (p^+)	
α-Teilchen (He^{++})	

Ein Blick auf die Zusammenstellung zeigt, daß die direkt ionisierenden Teilchen eine Ladung tragen, die indirekt ionisierenden Teilchen dagegen elektrisch neutral sind. Dieser Unterschied ist wesentlich für die Wechselwirkung der Strahlung mit Materie. Direkt ionisierende Teilchen besitzen genügend kinetische Energie, um Ionisationen durch Stoß hervorzurufen. Indirekt ionisierende Teilchen können direkt ionisierende Teilchen freisetzen oder eine Kernreaktion auslösen.

1.2.1 Wechselwirkungen geladener Teilchen

> Begriff der ionisierenden Strahlung
> Dissoziation von Molekülen und Bildung von Radikalen durch Ionisierungs- und Anregungsprozesse
> Zusammenhänge zwischen Energie und Reichweite von Alpha- und von Betateilchen in Materie (z. B. Wasser)

Beim Eindringen in Materie verlieren geladene Teilchen stufenweise ihre kinetische Energie durch Ionisation und elektronische Anregung von Atomen und Molekülen. Ionisierte und angeregte Moleküle *dissoziieren* leicht unter Bildung von Radikalen, die in der Folge eine Kette von chemischen Reaktionen auslösen können.

Den primären physikalischen Prozessen der Energieabsorption in bestrahlten Biosystemen folgen sehr komplexe chemische Reaktionen der durch Ionisation und Moleküldissoziation gebildeten Radikale. Infolge des hohen Wassergehaltes in den Zellen und Geweben entfällt ein hoher Anteil der gesamten Energieabsorption auf Wassermoleküle. Man unterscheidet daher *direkte Strahlenwirkung*, die auf der unmittelbaren Wechselwirkung zwischen ionisierenden Strahlen und lebenswichtigen Biomolekülen beruht, und *indirekte Strahlenwirkung*, die durch die äußerst reaktiven radiolytischen Zersetzungsprodukte des Wassers verursacht wird. Die wesentlichen Produkte der Wasserradiolyse sowie deren Ausbeute unmittelbar nach der Energiedeposition sind im folgenden Schema angegeben:

Produkte der Wasserradiolyse	Symbol	Ausbeute (Produkte pro 100 eV absorbierter Energie)
Hydratisiertes Elektron	e^-_{aq}	2,65
OH-Radikal	$\cdot OH$	2,70
Atomarer Wasserstoff	$H\cdot$	0,55
Wasserstoffperoxid	H_2O_2	0,70
Molekularer Wasserstoff	H_2	0,45

In Gegenwart von O_2 entsteht außerdem $\cdot O_2^-$ und $HO_2\cdot$

Sehr energiereiche geladene Teilchen erleiden auch Energieverluste bei der Erzeugung von Bremsstrahlung (Röntgenstrahlen) und durch Kernreaktionen.

Infolge der Energieverluste ist die *Reichweite* geladener Teilchen in Materie begrenzt. Bei der Wechselwirkung mit Materie erfahren geladene Teilchen außerdem eine Ablenkung (Streuung), die dazu führt, daß die praktische Reichweite (Eindringtiefe) viel kleiner sein kann als die wahre Reichweite (gesamte Bahnlänge). Dies gilt vor allem für Elektronen. Der Zusammenhang zwischen kinetischer Energie geladener Teilchen und ihrer wahren Reichweite in Wasser ist in Abb. 1.3 gezeigt. Zur Charakterisierung der Energiedeposition längs der Bahn eines geladenen Teilchens verwendet man das *lineare Energieübertragungsvermögen* (LET) = übertragene Energie (keV) pro Weglänge (μm). Da der Energieaustausch zwischen geladenen Teilchen und den Hüllenelektronen der Atome um so effektiver ist, je länger die elektrischen Austauschkräfte (Coulomb-Kräfte) wirken, ist das LET um so größer, je langsamer die vorbeifliegenden Teilchen sind. Bei einer Energie von 1 MeV beträgt das LET in Wasser: 0,2 keV/μm für Elektronen, 28 keV/μm für Protonen und 264 keV/μm für α-Teilchen. (Bei gleicher Energie ist die Geschwindigkeit der Teilchen um so geringer, je größer ihre Masse ist. Beim α-Teilchen kommt noch eine doppelte Ladung für die Wechselwirkung hinzu). Das hohe LET schwerer Teilchen bedingt ihre kurze Reichweite im Vergleich zu Elektronen (β-Teilchen).

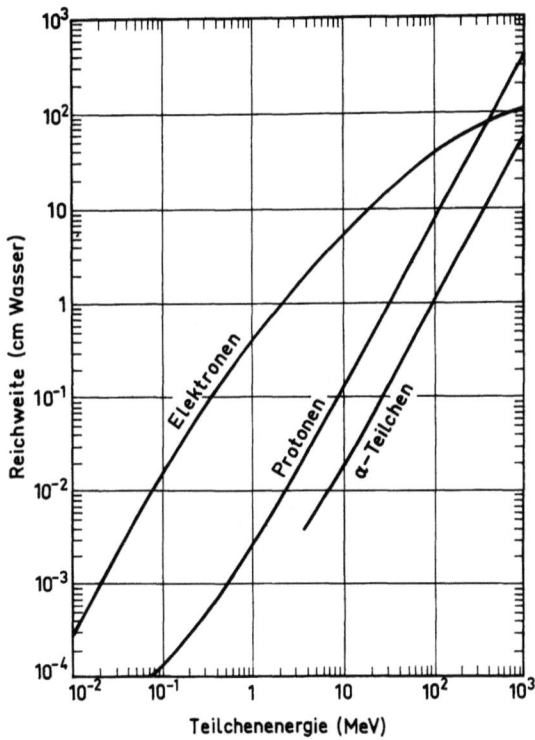

Abb. 1.3. Reichweite von Elektronen, Protonen und α-Teilchen in Wasser (1 g/cm^3) in Abhängigkeit von der Teilchenenergie (nach ICRP Publication 21)

1.2.2 Wechselwirkungen von Photonen

> Kenntnis der Wechselwirkungen von Röntgenstrahlen und Gammastrahlen mit Materie, insbesondere Körpergewebe und Abschirmungsmaterial; Größenordnung des jeweiligen Anteils an der gesamten Strahlenschwächung in den verschiedenen Energiebereichen (s. a. GK 1, Physik 8.2)
> Kenntnis der Begriffe Schwächung, Absorption und Streuung
> Begriff der Halbwertschichtdicke (s. a. GK 1, Physik 8.2)
> Einfluß der im Körper des Patienten entstehenden Streustrahlung auf die Bildqualität in der Röntgendiagnostik
> Bedeutung der im Körper des Patienten sowie im Lagerungstisch und anderen Bauteilen erzeugten Streustrahlung hinsichtlich der Strahlenbelastung des Personals

Wie bereits erwähnt, gehören Photonen (Röntgenstrahlen, γ-Strahlen) zu den indirekt ionisierenden Teilchen. Tritt Röntgen- oder γ-Strahlung mit Materie in *Wechselwirkung,* so entstehen folgende Vorgänge:

1. *Klassische Streuung* (kohärente oder Rayleigh-Streuung): Ein Photon wird ohne Energieverlust aus seiner ursprünglichen Richtung abgelenkt.
2. *Photoeffekt* (Photoabsorption): Ein Photon wird absorbiert und seine Energie wird in Bewegungsenergie (+ Ablöseenergie) eines Elektrons (Photoelektron) aus der Atomhülle umgesetzt.
3. *Compton-Effekt* oder Compton-Streuung (benannt nach dem Entdecker des Vorgangs): Nur ein Teil der Energie des absorbierten Photons wird in Bewegungsenergie eines Elektrons (Compton-Elektron) aus der Atomhülle umgesetzt; der Rest erscheint als Streustrahlung mit geringerer Energie.
4. *Paarbildung:* Ein Photon, dessen Energie größer als 1,02 MeV ist, bildet im Coulomb-Feld eines Atomkerns ein Teilchenpaar, das aus einem Elektron und einem Positron besteht (Ruhemasse der Teilchen je 0,51 MeV). Bei diesem Vorgang verschwindet das Photon. Photonenenergie, die den Betrag von 1,02 MeV übersteigt, wird als Bewegungsenergie auf das Teilchenpaar übertragen.
5. *Kernphotoeffekt:* Ein hochenergetisches Photon führt durch Wechselwirkung mit einem Atomkern zur Emission eines Protons oder Neutrons. Der Folgekern kann radioaktiv sein.

Man erkennt, daß durch Photoabsorption, Compton-Effekt und Paarbildung schnell bewegte Elektronen (bei der letztgenannten Wechselwirkung zusätzlich Positronen) gebildet werden, die man als Sekundärelektronen bezeichnet. Diese geladenen Teilchen treten ihrerseits mit Materie in

Wechselwirkung. Die entsprechenden Reaktionen sind im vorangehenden Abschnitt beschrieben.

Zur Beurteilung der *Absorption* und *Streuung* von Photonen in verschiedenem Material dient Abb. 1.4, in der die von der Ordnungszahl Z abhängige Grenze zwischen überwiegender Absorption (Photoeffekt und Paarbildung) und überwiegender Streuung (Compton-Effekt) gegen die Photonenenergie aufgetragen ist.

Für Elemente niedriger Ordnungszahl überwiegt bei sehr weichen Strahlen die Streuung, bei Elementen hoher Ordnungszahl überwiegt selbst bei harten Strahlen die Absorption (Einteilung der Härtebereiche s. Tabelle 1.1, S. 7). Entsprechend ergibt sich für den Bereich der Röntgendiagnostik (ca. 10 keV – 100 keV) in Fettgewebe (58 Gew.% Kohlenstoff mit Z = 6) vorwiegend Streuung, im Muskelgewebe (70 Gew.% Sauerstoff mit Z = 8) und Lungengewebe (74 Gew.% Sauerstoff) starke Absorption der weichen Strahlenanteile und im Knochen (14,5 Gew.% Calcium mit Z = 20) starke Absorption auch von härteren Strahlen. In der Röntgendiagnostik werden jodhaltige Präparate (Z = 53 für Jod) verwendet, um durch vermehrte Photoabsorption in den darzustellenden Organen einen größeren Kontrast gegenüber umliegenden Geweben zu erreichen. Blei mit der hohen Ordnungszahl von 82 ist wegen der weit überwiegenden Photoabsorption als Abschirmmaterial besonders geeignet.

Durch röntgendiagnostische oder röntgentherapeutische Maßnahmen entsteht *Streustrahlung,* die immer eine störende Komponente darstellt. So erfährt ein Patient durch Streustrahlung auch eine Strahlenexposition an solchen Körpergeweben, die nicht im Nutzstrahlbündel liegen. Die Streustrahlung ist um so stärker, je größer das bestrahlte Feld und je dicker die

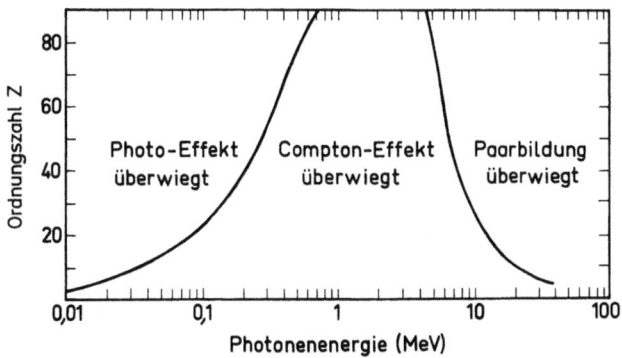

Abb. 1.4. Photo-Effekt, Compton-Effekt und Paarbildungseffekt in Abhängigkeit von der Photonenenergie und der Ordnungszahl Z. Die Bereiche werden durch Kurven begrenzt, auf denen der Photo-Effekt gleich dem Compton-Effekt bzw. der Compton-Effekt gleich dem Paarbildungseffekt ist

durchstrahlte Schicht ist. Ferner nimmt im Bereich der Röntgendiagnostik die Streustrahlung mit der Röhrenspannung zu. In der Röntgendiagnostik verursacht die Streustrahlung eine diffuse Belichtung des Films oder des Leuchtschirms. Durch diesen Vorgang werden die Kontraste verringert. Deshalb werden in der Röntgendiagnostik Streustrahlenraster verwendet, die zwischen Objekt und Film bzw. Leuchtschirm angeordnet sind. Die Streustrahlenraster bestehen aus dünnen Bleilamellen und haben die Aufgabe, die Streustrahlung, die ohne solche Maßnahme auf die Bildebene fallen würde, zu reduzieren (s. 4.1.1).

Die im Patienten aber auch im Lagerungstisch und anderen Bauteilen erzeugte Streustrahlung trägt zur *Strahlenbelastung des Röntgenpersonals* bei. Das bedeutet, daß sich das Personal entweder nur an einem Steuerpult aufhalten darf, das mindestens 2 m vom durchstrahlten Objekt und vom Strahler entfernt ist, oder sich hinter einer Schutzwand befindet. Bei Durchleuchtungen, wo der Arzt den Kontakt zum Patienten behalten muß, muß er sich im Strahlenschatten aufhalten und entsprechende Schutzkleidung tragen. Bei der Strahlentherapie spielt die Strahlenbelastung des Personals keine Rolle, da sich außer dem zu behandelnden Patienten (mit Ausnahme sog. Röntgenkleinraumbestrahlungen) keine weiteren Personen im Bestrahlungsraum aufhalten dürfen [§ 18 (2), Röntgenverordnung].

Bringt man in den Strahlengang einer Röntgen- oder γ-Strahlung Materie (z. B. Filter), so wird die Strahlenintensität vermindert. Diese *Schwächung* der Strahlung entsteht dadurch, daß Photonen absorbiert (Photoabsorption, Paarbildung) und/oder aus dem Strahlengang herausgestreut werden (klassische Streuung, Compton-Effekt). Der hier zunächst nicht näher definierte Begriff Intensität kann als Anzahl der Photonen betrachtet werden, die pro Zeiteinheit einseitig durch eine Flächeneinheit tritt, wobei die Fläche senkrecht zur Richtung des Photonenflusses steht. Für eine monoenergetische Strahlung (z. B. für γ-Strahlung einer Energie) läßt sich das Schwächungsverhalten durch eine Exponentialfunktion $I = I_0\,e^{-\mu d}$ beschreiben. I_0 ist die Intensität der auffallenden Strahlung und I die Intensität der Strahlung nach Durchlaufen der Schichtdicke d. Der *Schwächungskoeffizient* μ (Dimension cm^{-1}, wenn d in cm angegeben wird) setzt sich aus den Koeffizienten für die Photoabsorption, Streuung und Paarbildung zusammen. Eine Strahlung, die sich in ihrem Schwächungsverhalten durch eine Exponentialfunktion beschreiben läßt, nennt man homogen.

Die Strahlung aus einer Röntgenröhre besteht aus einem Spektrum verschiedener Energien (s. 1.1.2). Dieses Strahlengemisch kann in seinem Schwächungsverhalten nicht durch eine einzige Exponentialfunktion beschrieben werden. Eine solche Strahlung wird heterogen genannt. Wird die Intensität einer homogenen oder heterogenen Strahlung durch eine bestimmte Schichtdicke s eines Materials um die Hälfte vermindert, so wird s die *Halbwertschichtdicke* (HWD) genannt. Für homogene Strahlung führt eine Verdoppelung dieser Schichtdicke (2 s) zu einer Schwächung auf 25% der ursprünglichen Intensität (0,5 · 0,5 = 0,25). Bei dreifacher Schichtdicke (3 s) wird die ursprüngliche Intensität auf 12,5% vermindert usw. Das heißt, die aufeinanderfolgenden Halbwertschichtdicken sind bei einer homogenen Strahlung gleich [1. HWD (s_1) = 2. HWD (s_2)]. Dagegen gilt für eine heterogene Strahlung 1. HWD (s_1) < 2. HWD (s_2), da die 1. HWD bereits zu einer Aufhärtung des Strahlengemisches geführt hat. Das Verhältnis s_1/s_2 heißt Homogenitätsgrad $H \leq 1$. Für eine homogene Strahlung gilt $H = 1$.

Der oben erwähnte Schwächungskoeffizient μ ist u. a. von der Dichte ϱ des im Strahlengang befindlichen Materials abhängig. Soll die Materialkonstante von ϱ unabhängig sein, so verwendet man den *Massenschwächungskoeffizienten* μ/ϱ (Dimension cm^2/g, wenn ϱ in g/cm^3 angegeben wird). μ/ϱ nimmt für Wasser, Luft und Muskelgewebe im Bereich von 10 keV bis 30 MeV monoton mit zunehmender Energie E ab.

E	10 keV	100 keV	1 MeV	10 MeV
μ/ϱ (H$_2$O)	5 cm^2/g	0,18 cm^2/g	0,07 cm^2/g	0,025 cm^2/g

Daraus folgt, daß eine Röntgen- oder γ-Strahlung mit zunehmender Energie weniger geschwächt wird. Das Durchdringungsvermögen wird mit zunehmender Strahlenenergie größer. Daraus folgt ferner, daß mit zunehmender Energie der Röntgen- oder γ-Strahlung die HWD größer wird. Oft wird die HWD in Al oder Cu zur Charakterisierung der Strahlenqualität einer Röntgenstrahlung angegeben. *Beispiel:* Eine Röntgenstrahlung von 100 kV, die mit 2 mm Al vorgefiltert ist, besitzt eine HWD (s_1) von 3 mm Al.

1.3 Messung ionisierender Strahlen und Dosisbegriffe

1.3.1 Nachweismethoden

Prinzip und Anwendungsmöglichkeiten von Röntgenleuchtschirm, Röntgenfilm, Strahlenschutzüberwachung mit Filmen, Ionisationskammer-Dosismeßgeräten, Zählrohrgeräten, Festkörperdetektoren und Szintillationszählern (s. a. GK 1, Physik 8.2)

Lumineszenz: Viele anorganische Kristalle und organische (aromatische) Substanzen werden durch ionisierende Strahlen zur Lumineszenz (Fluoreszenz, Phosphoreszenz) angeregt.

Anwendungsmöglichkeiten
1. *Röntgenleuchtschirme* mit Cadmiumzinksulfid u. a. zur visuellen Beobachtung in Röntgendiagnostik sowie für Oszilloskop- und Fernsehröhren.
2. *Verstärkerfolien,* meist aus Calciumwolframat, ergeben in Kontakt mit (sensibilisierten) Röntgenfilmen eine Verbesserung des Bildkontrastes und eine Verkürzung der Belichtungszeiten (Verringerung der Strahlenbelastung des Patienten).
3. *Szintillationsdetektoren,* meist mit Leuchtkristallen aus NaJ und einem Photomultiplier zur Umwandlung des Lichtblitzes (Szintillation) in ein elektrisches Signal, eignen sich besonders zum Nachweis von γ-Strahlung und finden Anwendung als Dosimeter, Spektrometer und Photonen(Teilchen-)zähler.
4. *Flüssigkeitsszintillationszähler* (s. 1.3.4).

Filmschwärzung (chemische Nachweismethoden): In AgBr-haltigen Filmemulsionen erzeugen ionisierende Strahlen eine Umwandlung von Ag^+-Ionen in Ag-Atome (latente Keime), die durch chemische Entwicklung sichtbar werden (Schwärzung).

Anwendungsmöglichkeiten
1. *Röntgenfilme* für die Röntgendiagnostik meist mit beidseitig beschichteter Filmemulsion (für Anwendung mit Verstärkerfolien sind lichtsensibilisierende Farbstoffe zugesetzt);
2. *Filmdosimeter* für die *Strahlenschutzüberwachung* von Personen;
3. *Autoradiographie,* d. h. Selbstabbildung radioaktiv markierter Körper oder Gewebsschnitte auf strahlenempfindlichen Filmen.

Eine weitere in der Dosimetrie häufig genutzte chemische Nachweismethode beruht auf der photometrisch bestimmbaren Umwandlung von Fe^{2+} in Fe^{3+} in wäßrigen Fe^{2+}-Salz-Lösungen (Fricke-Dosimetrie).

Ionisationsmethode: Die durch ionisierende Strahlen in einem Gas erzeugten positiven und negativen Ionen (Ionenpaare) können durch elektrische Felder leicht getrennt und einer Messung zugänglich gemacht werden. Auf diesem Meßprinzip beruhen die Ionisationskammer und die Definition der Ionendosis (s. 1.3.3). Die *Ionisationskammer* besteht in praktischer Ausführung aus einer fingerhutförmigen Außenelektrode, die das Meßvolumen umschließt, und einer in das Innere hineinragenden Meßelektrode. Legt man eine geeignete Gleichspannung an, wird eine vollständige Trennung der durch Strahlung erzeugten Ionenpaare erreicht; die an der Meßelektrode gesammelte elektrische Ladung ist der Ionendosis proportional. Die Ionendosisleistung während einer Bestrahlung ist durch den elektrischen Strom in der Meßelektrode gegeben. *Stabdosimeter* (oder Füllhalterdosimeter) sind Ionisationskammern mit eingebautem Miniaturelektrometer. Mit einem getrennten Ladegerät wird das Stabdosimeter aufgeladen; nach einer Bestrahlung kann die Ionendosis am Elektrometerstand jederzeit festgestellt werden.

Zählrohre gleichen im Aufbau der Ionisationskammer, doch werden zwischen Kammerwand und Meßelektrode (Zähldraht) höhere Spannungen angelegt, so daß die primär durch Strahlung erzeugten Elektronen so stark beschleunigt werden, daß sie selber weitere Gasmoleküle zu ionisieren vermögen (Gasverstärkung). *Proportionalzählrohre* arbeiten in einem Bereich in dem die Gesamtionisation proportional zur Primärionisation ist – die Gasverstärkung beträgt bis zu 10^5 Ionen pro Primärionisation. Ionisierende Teilchen können einzeln registriert und α- und β-Teilchen voneinander unterschieden werden (aufgrund unterschiedlicher Primärionisation). Proportional verstärkende Meßkammern werden vor allem auch als Dosimeter zur Messung kleiner Ionendosen verwendet.

Das *Geiger-Müller-Zählrohr* oder Auslösezählrohr wird bei sehr hoher Kammerspannung (ca. 1000 V) betrieben; es zeigt eine hohe Nachweisempfindlichkeit für α- und β-Teilchen, allerdings ohne Möglichkeit ihrer Unterscheidung. Auslösezähler eignen sich besonders als Warngeräte und als Zählgeräte zur Aktivitätsmessung bis zu maximal ca. 10^3 Teilchen pro Sekunde.

Festkörperdetektoren: Zur Personendosimetrie werden häufig Thermolumineszenz- und Radiophotolumineszenz-Dosimeter verwendet; dabei nutzt man die Eigenschaft vieler Kristalle bzw. Gläser, die absorbierte Strahlenenergie in solcher Weise zu speichern, daß sie bei nachträglicher Erwärmung (Thermolumineszenz) oder durch nachträgliche UV-Belichtung (Photolumineszenz) als Lumineszenz gemessen werden kann. Zu den Festkörperdetektoren gehören auch Szintillationszähler (s. oben). Für den Nachweis und zur Dosimetrie ionisierender Strahlen werden auch Halbleiter verwendet, die während einer Bestrahlung eine Änderung der Leitfähigkeit anzeigen.

1.3.2 Teilchenzählung

> Begriffe Impulszahl und Zählrate sowie Aktivität eines radioaktiven Präparates
> Bedeutung der statistischen Schwankungen der Impulszahl
> Begriff des Nulleffektes und Ursachen seines Zustandekommens

Bei der Messung ionisierender Strahlung mit Zählgeräten, z. B. Proportionalzähler oder Szintillationszähler, werden die erfaßten Teilchen oder Photonen einzeln als elektrische Impulse registriert. Die Anzahl der in einem Zeitintervall t gemessenen Impulse nennt man *Impulszahl i*. Als *Zähl-*

rate z bezeichnet man die Impulszahl pro Zeitintervall, $z = i/t$. Die Einheit von z ist s^{-1}, doch werden auch Trivialbezeichnungen wie z. B. ipm (Impulse pro Minute) verwendet. Die *Aktivität A* eines radioaktiven Präparates bezeichnet die Anzahl der Zerfälle pro Zeitintervall und wird in Bq (1 Bq = 1 s^{-1}) gemessen (s. 1.1.1). Da ein Zählgerät im allgemeinen nur einen Bruchteil der emittierten Teilchen registriert, ist $z < A$.
Der radioaktive Zerfall ist statistischer Natur. Daher zeigen die über ein vorgegebenes Zeitintervall gemessenen Impulszahlen i bei wiederholter Messung *statistische Schwankungen*. Wie die Wahrscheinlichkeitsrechnung lehrt, ergibt sich bei n Messungen der Mittelwert der Impulszahl $\bar{i}$ und der Standardabweichung σ zu:

$$\bar{i} = \frac{1}{n} \sum_{k=1}^{n} i_k; \quad \sigma = \pm \sqrt{\bar{i}}.$$

So beträgt z. B. für $\bar{i} = 25$ die Standardabweichung der Messung ± 5 (oder $\pm 20\%$), für $\bar{i} = 10\,000$ jedoch ± 100 (oder $\pm 1\%$).
Unter *Nulleffekt* (oder Leerwert) versteht man das Ansprechen eines Nachweisgerätes auch ohne Vorhandenseins eines auszumessenden Strahlers. Der Nulleffekt hat seine Ursache in Höhenstrahlung, terrestrischer Strahlung, natürlicher radioaktiver Strahlung aus Baumaterialien und möglicherweise auch in radioaktiver Verunreinigung (Kontamination) der Umgebung und des Meßgerätes.

1.3.3 Dosismessung

> Anwendung der Größe „Energiedosis" und ihrer Einheiten Gray (Gy) und Rad (rd) (s. a. GK 1, Physik 8.3)
> spezielle Dosisbegriffe für die Beschreibung einer räumlichen Dosisverteilung, „Oberflächendosis", „relative Tiefendosis", „Austrittsdosis", „Isodose"
> Anwendung der Größe „Ionendosis" und ihrer Einheiten „Coulomb durch Kilogramm (C/kg)" und „Röntgen (R)"
> Bedeutung der Ionisationsmethode zur Messung der Dosis und Dosisleistung in der klinischen Praxis; Zusammenhang zwischen Energiedosis und Ionendosis
> Begriff „Flächendosisprodukt" und Bedeutung seiner ständigen Mitmessung für den Strahlenschutz des Patienten bei Röntgenuntersuchungen
> Begriff der „Äquivalentdosis" und ihrer Einheiten „Joule durch Kilogramm (J/kg)" oder „Rem (rem)"; Begriff des „Bewertungsfaktors" und der „linearen Energieübertragung"
> Begriffe Personendosis und Ortsdosis

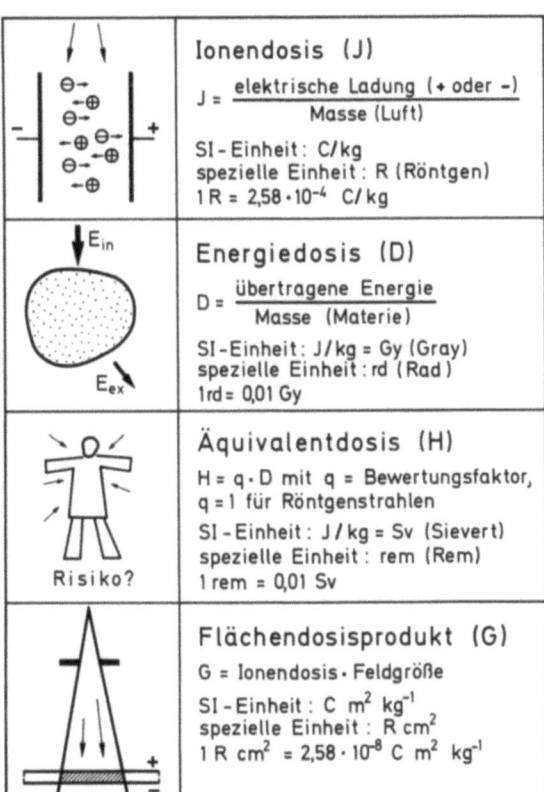

Abb. 1.5. Zusammenstellung der Dosisbegriffe Ionendosis, Energiedosis, Äquivalentdosis und Flächendosisprodukt

Die *Energiedosis D*, die von einer ionisierenden Strahlung in einem Körper erzeugt wird, ist gegeben durch die pro Masseneinheit auf den Körper übertragene Energie. Die Energiedosis ist definiert für alle Arten ionisierender Strahlung und für Materie beliebiger Zusammensetzung. Die SI-Einheit der Energiedosis, das Joule pro Kilogramm (J/kg), hat den eigenen Namen „*Gray*" mit dem Kurzzeichen *Gy* erhalten: 1 Gy = 1 J/kg. Als spezielle Einheit der Energiedosis wird zur Zeit noch das „*Rad*" (rd) verwendet. Es gilt: 1 rd = 0,01 Gy. Tabelle 1.2 enthält einige Werte der Energiedosis.

Dosisleistung ist definiert als Dosis pro Zeiteinheit. Die Energiedosisleistung wird in Einheiten Gy/s oder rd/s angegeben.

Die Messung der Dosis und der Dosisleistung erfolgt in der klinischen Praxis vorwiegend mit luftgefüllten Ionisationskammern (s. 1.3.1). Bei dieser Meßmethode erhält man die *Ionendosis J*, die definiert ist als die elektri-

Tabelle 1.2

Natürliche Strahlenbelastung in der BRD pro Jahr	~ 0,001 Gy (0,1 rd)
Höchstzulässige Ganzkörperdosis für beruflich Strahlenexponierte (Röntgenstrahlung pro Jahr)	0,05 Gy (5 rd)
1 Lungenaufnahme (Oberflächendosis)	~ 0,001 Gy (0,1 rd)
2 min Durchleuchtung (Oberflächendosis)	0,01 - 0,1 Gy (1 - 10 rd)
1 Nierenszintigramm (^{99m}Tc): Körper	~ 0,0001 Gy (0,01 rd)
1 Nierenszintigramm (^{99m}Tc): Niere	~ 0,005 Gy (0,5 rd)
LD$_{50}$ (50% Letalität) für Säugetiere	3 - 9 Gy (300 - 900 rd)
Tumorvernichtungsdosis	20 - 100 Gy (2000 - 10000 rd)

sche Ladungsmenge Q (+ oder −), die ionisierende Strahlung pro Masse Luft m_L erzeugt ($J = Q/m_L$).

Die SI-Einheit der Ionendosis ist Coulomb pro Kilogramm (C/kg). Als spezielle Einheit wird zur Zeit noch das *„Röntgen"* mit dem Kurzzeichen R verwendet. Es gilt: $1\,R = 2{,}58 \cdot 10^{-4}\,C/kg$. Ionisationskammern eignen sich auch zur Messung der Ionendosisleistung, die in Einheiten Ampere pro Kilogramm (A/kg) oder in Röntgen pro Sekunde (R/s) angegeben wird.

Aus der Ionendosis J (in Luft gemessen) läßt sich die Energiedosis D für Luft und auch für andere Materie berechnen:

$$D = fJ.$$

Der *Dosisumrechnungsfaktor* f (Einheit J/C oder rd/R) ist von der Zusammensetzung der Materie und von der Strahlenenergie abhängig. Abbildung 1.6 zeigt die Abhängigkeit des Dosisumrechnungsfaktors von der Energie einer Photonenstrahlung für verschiedene Gewebe. Für Luft ist $f = 33{,}7\,J/C$ ($= 0{,}87\,rd/R$), unabhängig von der Photonenenergie. Auch für Muskelgewebe ist f weitgehend unabhängig von der Photonenenergie. Dagegen ergibt sich im Energiebereich unterhalb 100 keV (Röntgendiagnostik) für Knochengewebe eine höhere und für Fettgewebe eine geringere Energiedosis pro Röntgen als für Muskelgewebe. Die hohe Energieabsorption (Energiedosis!) in Knochengewebe, die letztlich auch den Kontrast im Röntgenbild ergibt, beruht auf dem Photoeffekt, der im Energie-

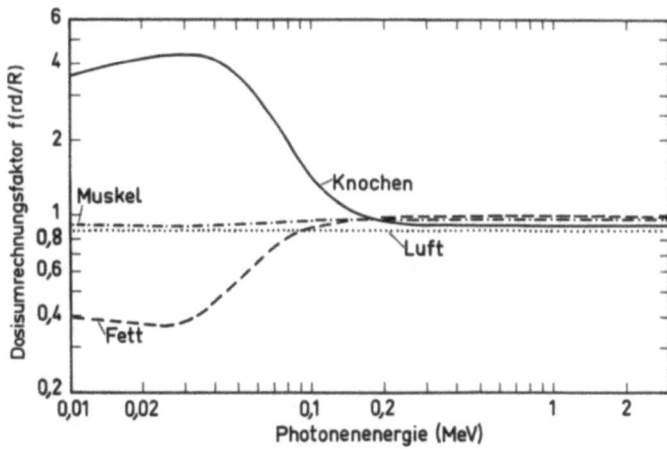

Abb. 1.6. Dosisumrechnungsfaktor f (rd/R) in Abhängigkeit von der Photonenenergie für verschiedene Gewebe und Luft (Umrechnungsfaktor: 1 rd/R = 38,8 J/C)

bereich unterhalb 100 keV vorherrscht und stark mit der Ordnungszahl des absorbierenden Materials zunimmt (s. 1.2.2).
Zur Beschreibung der räumlichen Dosisverteilung in einem Körper werden spezielle medizinische Dosisbegriffe benutzt.

Man nennt die Energiedosis
– in einem Punkt der Körperoberfläche: *Oberflächendosis*
– in bestimmter Tiefe in der Nutzstrahlachse: *Tiefendosis*
– am Ort des Krankheitsherdes: *Herddosis*
– an der Stelle des größten Wertes: *Dosismaximum*
– in der Körperoberfläche am Strahlenaustritt: *Austrittsdosis*.

Aufgrund der Rückstreuung im Körper ist die Oberflächendosis größer als die *Einfallsdosis,* die am selben räumlichen Punkt, doch ohne Körper im Nutzstrahl gemessen wird. Der Beitrag der Rückstreuung zur Oberflächendosis nimmt vor allem mit der Feldgröße zu. Relative Tiefendosiskurven (bezogen auf das Dosismaximum) für verschiedene Strahlenarten in Wasser sind in Abb. 1.7 gezeigt. Besonders für hochenergetische Photonenstrahlung ergibt sich ein für die Strahlentherapie sehr erwünschter *Aufbaueffekt* zu einem in der Tiefe gelegenen Dosismaximum. Punkte gleicher Dosis liegen auf *Isodosenkurven* (zweidimensional) bzw. auf *Isodosenflächen* dreidimensional. Abbildung 6.2 (s. S. 155) zeigt als Beispiel Isodosenkurven (im Schnitt durch die Nutzstrahlachse) für Photonen- und Elektronen-Strahlen; die Dosis außerhalb des Primärstrahlbündels (gestrichelt) ist auf Streustrahlung zurückzuführen. Der Aufbaueffekt und die *Isodosen-*

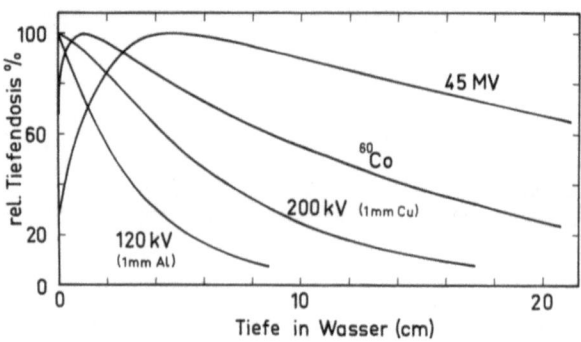

Abb. 1.7. Relative Tiefendosiskurven in Wasser für Photonenstrahlen verschiedener Energie

verteilung hängen nicht nur von der Strahlenenergie ab, sondern auch von der Strahlengeometrie (Feldgröße) und von der Gewebeart.
Das *Flächendosisprodukt* G ist das Produkt aus Ionendosis J und Feldgröße F, $G = J\,F$. Die SI-Einheit Cm^2/kg und die spezielle Einheit Rcm^2 lassen sich umrechnen nach: $1\,Rcm^2 = 2{,}58 \cdot 10^{-8}\,Cm^2/kg$. Für eine punktförmige Strahlenquelle ist die Ionendosis J proportional $1/r^2$ (quadratisches Abstandsgesetz) und F proportional r^2, so daß G unabhängig vom Abstand r ist. Das Flächendosisprodukt dient bei Röntgenuntersuchungen zur Beurteilung der Strahlenbelastung des Patienten und kann mit speziellen großflächigen Ionisationskammern bei Durchleuchtungen und Aufnahmen simultan mitgemessen werden. *Beispiel:* Verdoppelung der Kantenlänge eines quadratischen Feldes ergibt eine Vervierfachung von G und somit auch der Patientenbelastung.
Die *Äquivalentdosis* H (oder D_q) ist eine spezielle Dosisgröße für den Strahlenschutz und ist definiert als das Produkt aus Energiedosis D und einem (dimensionslosen) *Bewertungsfaktor q*:

$H = q\,D = (Q\,N)\,D.$

Die SI-Einheit der Äquivalentdosis (J/kg) hat den eigenen Namen „*Sievert*" mit dem Kurzzeichen Sv erhalten: $1\,Sv = 1\,J/kg$. Als spezielle Einheit der Äquivalentdosis wird zur Zeit noch das „*Rem*" ($1\,rem = 0{,}01\,Sv$) verwendet. Der Bewertungsfaktor q ist in der Strahlenschutzverordnung (1976) festgelegt worden als das Produkt aus *Qualitätsfaktor Q* und *modifizierendem Faktor N*. Durch den Qualitätsfaktor Q wird berücksichtigt, daß die relative biologische Wirksamkeit (s. 2.1.1) ionisierender Strahlen bei hohem LET (s. 1.2.1) zunimmt. Für Elektronen- und Photonenstrahlung gilt $Q = 1$; die Abhängigkeit der festgelegten Q-Werte vom LET ist in Abb. 1.8 gezeigt. Der modifizierende Faktor N soll die von der Verteilung

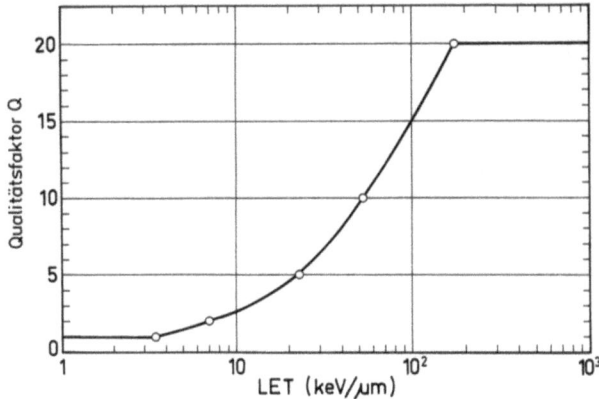

Abb. 1.8. Qualitätsfaktor Q in Abhängigkeit vom linearen Energieübertragungsvermögen LET (nach Strahlenschutzverordnung 1976)

abhängige biologische Wirksamkeit inkorporierter radioaktiver Stoffe berücksichtigen und wird von der Überwachungsbehörde festgelegt. Bei Bestrahlung von außen gilt $N=1$. Damit ergibt sich für Röntgendiagnostik und für Strahlentherapie mit Photonen oder Elektronen allgemein der Bewertungsfaktor $q = Q \cdot N = 1$.

Als *Personendosis* bezeichnet man die an beruflich strahlenexponierten Personen an repräsentativer Stelle (z. B. mit Film- oder Stabdosimetern) gemessene Dosis. Die *Körperdosis* ist die über einen kritischen Körperbereich gemittelte Äquivalentdosis. *Ortsdosis* nennt man die an möglichen Aufenthaltsorten und Arbeitsplätzen gemessene und auf Weichteilgewebe umgerechnete Äquivalentdosis; sie dient zur Festlegung von Kontroll- und Überwachungsbereichen (s. 3.3).

Die wichtigsten Dosisbegriffe sind in Abb. 1.5, S. 19 zusammengestellt.

1.3.4 Bestimmung der Aktivität radioaktiver Stoffe

Prinzip der Aktivitätsmessung von festen, flüssigen und gasförmigen radioaktiven Stoffen mit Hilfe kalibrierter Zähleranordnungen

Die Aktivität A radioaktiver Stoffe (s. 1.1.1) kann absolut oder relativ gemessen werden. Absolutmessungen erfordern eine genau definierte Geometrie zwischen Probe und Detektor, bekannte Nachweisempfindlichkeit des Zählgerätes für die jeweilige Strahlenart und Berücksichtigung von Streuung und Selbstabsorption der Strahlung in der Probe.

Einfacher sind Relativmethoden, bei denen das Zählgerät mit einem Eichstandard bekannter Aktivität *kalibriert* wird. Feste und flüssige Proben (insbesondere α- und β-Strahler) werden häufig in Flüssigkeitsszintillationszählern ausgemessen; dabei wird die Probe in einer szintillierenden Flüssigkeit gelöst. Bei γ-Strahlern werden die Proben oft in das Innere eines mit einem Bohrloch versehenen Szintillatorkristalles eingebracht. In Gasen befindliche radioaktive Stoffe (Aerosole) können nach Ansaugen auf ein Papierfilter ausgemessen werden. Die Aktivität von (punktförmigen) γ-Strahlern läßt sich auch durch Messung der Ionendosisleistung j im Abstand r berechnen:

$$A = \frac{j r^2}{\Gamma}.$$

Werte der *spezifischen Gammastrahlenkonstante* Γ findet man in Radionuklidtabellen (Beispiele s. Tabelle 3.9, S. 78).

Literatur

DIN-Blätter: DIN 6809, 6814 (Blatt 1–4), 6819. Beuth-Vertrieb, Berlin Köln Frankfurt
Frommhold W, Gajewski H, Schoen HD (Hrsg) (1979) Medizinische Röntgentechnik, Bd I. Physikalische und technische Grundlagen. Von: Gajewski H, Müller D, Schmidt T. Thieme, Stuttgart
Hug O (1974) Medizinische Strahlenkunde. Springer, Berlin Heidelberg New York
Jaeger RG, Hübner W (Hrsg) (1974) Dosimetrie und Strahlenschutz. Physikalisch-technische Daten und Methoden für die Praxis. Thieme, Stuttgart
Schlungbaum W (1979) Medizinische Strahlenkunde, 6. Aufl. De Gruyter, Berlin

2 Biologische Grundlagen

2.1 Grundkenntnisse strahlenbiologischer Phänomene

2.1.1 Relative biologische Wirksamkeit

> Abhängigkeit der biologischen Wirkung ionisierender Strahlen von der Strahlenqualität (Strahlenart und -energie); Definition der relativen biologischen Wirksamkeit (RBW) ionisierender Strahlen

Solange ausschließlich Röntgen- und γ-Strahlen angewandt wurden, galt die verabreichte Dosis als entscheidend für die Stärke der *biologischen Wirkung*. Nach Einführung weiterer Strahlenarten wurde erkannt, daß auch die durch Art und Energie einer Strahlung gekennzeichnete *Strahlenqualität* berücksichtigt werden muß. Die durch verschiedene Arten ionisierender Strahlung hervorgerufene biologische Schädigung kann auch trotz Verabreichung gleich hoher Energiedosen quantitativ sehr verschieden sein; diese Tatsache wird als *relative biologische Wirksamkeit (RBW)* bezeichnet.

Die RBW ist das Verhältnis von gleich stark wirksamen Energiedosen zweier verschiedener Strahlenarten. Um dies Verhältnis zahlenmäßig angeben zu können, setzt man die RBW einer Bezugsstrahlung (in der Regel Röntgenstrahlen mittlerer Energie) gleich 1. Die RBW einer beliebigen Strahlung ergibt sich dann durch Division der zur Erzielung einer bestimmten Wirkung (z. B. 50% Zelltötung) benötigten Röntgendosis durch die gleich stark wirksame Dosis der Versuchsstrahlung gemäß folgender Formel:

$$RBW = \frac{\text{Dosis der Bezugsstrahlung (Gy oder rd, z. B. Röntgenstrahlen, 250 kV)}}{\text{Dosis der Versuchsstrahlung (Gy oder rd)}}$$

Der Grund für die Unterschiede in der RBW von Strahlenarten verschiedener Qualität liegt in dem verschiedenen Energieübertragungsvermögen (LET; s. 1.2.1). Die RBW steigt in der Regel mit zunehmendem LET (Ionisationsdichte) an und durchläuft schließlich ein Maximum, um danach bei weiter zunehmendem LET stark abzufallen. Für dicht ionisierende Strahlen wie Neutronen und Protonen liegt sie meistens zwischen 1 und 10; für manche Wirkungen schneller Neutronen wurden neuerdings noch weit höhere RBW-Werte festgestellt.

Es sei betont, daß die RBW keine starre Größe darstellt, die einer Strahlenart allgemein zugeordnet werden kann. Ihr Wert hängt entscheidend von dem untersuchten biologischen Objekt und von der gewählten Testreaktion (z. B. Tötung bestimmter Zellen oder bestimmter Organismen) ab, ferner von der Strahlendosis (vgl. Abb. 2.4 b) und anderen Parametern. Eine zahlenmäßige Angabe der RBW ist deshalb nur sinnvoll, wenn die untersuchte Wirkung sowie die Bestrahlungsbedingungen genau definiert sind. Ein RBW-Wert kann also immer nur für einen bestimmten und unter gleichen Bestrahlungsbedingungen untersuchten Effekt gültig sein. Dies ist der Grund dafür, daß sich auch bei ein- und derselben Tierart für verschiedene Zellen und Gewebe verschieden hohe RBW-Werte ergeben können.

2.1.2 Zeitliche Dosisverteilung

Einfluß der zeitlichen Dosisverteilung auf die biologische Strahlenwirkung bei Bestrahlung von lebenden Zellen und Organismen; Erholungsphänomene; fraktionierte Bestrahlung, protrahierte Bestrahlung

Die biologische Strahlenwirkung hängt nicht nur von der Dosis und der Strahlenqualität ab, sondern auch von der *zeitlichen Dosisverteilung* oder *Dosisleistung* (Dosis/Zeiteinheit). Diese wird als Ionen- oder Energiedosisleistung in C/kg (R) oder Gy (rd) pro s, min usw. angegeben. Eine bestimmte Strahlendosis kann entweder in kurzer Zeit (Sekunden bis Stunden, hohe Dosisleistung), also *akut,* oder während eines längeren Zeitraums (Tage bis Jahrzehnte, niedrige Dosisleistung) also *chronisch,* verabreicht werden. Bei der akuten Bestrahlung wird die Gesamtdosis in der Regel kontinuierlich als Einzeitbestrahlung verabreicht. Bei der chronischen Bestrahlung muß dagegen zwischen (kontinuierlich) protrahierter und (diskontinuierlich) fraktionierter Strahlenapplikation unterschieden werden. *Protrahierung* bedeutet eine mehr oder weniger lange, ununterbrochene zeitliche Ausdehnung der Applikation einer bestimmten Strahlendosis; je länger die Bestrahlungsperiode, desto niedriger die Dosisleistung. Die natürliche Umweltstrahlung kann als Beispiel für eine solche lebenslang protrahierte Bestrahlung mit äußerst geringer Dosisleistung gelten.

Bei der *Fraktionierung* wird die Gesamtdosis in mehreren Teildosen verabreicht, deren Applikation von bestrahlungsfreien Intervallen unterbrochen wird. Die Gesamtdosis wird dabei, wenn man die Applikationsdauer der verschiedenen Teildosen (Fraktionen) einfach summiert, in der gleichen Zeit und mit gleicher Dosisleistung verabreicht wie bei akuter Gabe (aktuelle Dosisleistung). Tatsächlich müssen für die Applikationsdauer der

Gesamtdosis in diesem Falle aber auch die bestrahlungsfreien Intervalle berücksichtigt werden. Infolgedessen kommt es im Vergleich zur akuten Bestrahlung zu einer zeitlich längeren Dosisverteilung mit entsprechend niedrigerer, mittlerer Dosisleistung. Die Fraktionierung wird vor allem in der Strahlentherapie angewandt, um die bei der Verabreichung hoher Strahlendosen unvermeidbare Strahlenbelastung des gesunden Gewebes herabzusetzen. Die durch eine beliebige Strahlendosis bewirkten Schädigungen biologischer Systeme sind in der Regel nämlich um so geringer, je langsamer die Dosis verabreicht wird, je kleiner also die Dosisleistung ist. Der Grund für die geringere Schädigung bei größerer zeitlicher Dosisverteilung wird darin gesehen, daß die auf verschiedenen Ebenen des Organismus nachgewiesenen *Erholungs- und Wiederherstellungsvorgänge* begünstigt werden. Bei Fraktionierung der Gesamtdosis kann der Erholungseffekt wiederholt, nach jeder Einzeldosis, wirksam werden. Wiederherstellungs- und Erholungsvorgänge finden teils schon auf molekularer und biochemischer Ebene statt, teils sind sie im zellulären Bereich nachweisbar (s. 2.2.1 und 2.2.7). So kann eine schnellere Wiederherstellung von Gewebs- und Organfunktionen auf einer beschleunigten Repopularisierung beruhen. Dabei werden geschädigte oder getötete Zellen durch funktionstüchtige ersetzt, die aus den Stammzellspeichern hervorgehen (s. 2.3.1).

2.1.3 Räumliche Dosisverteilung

Abhängigkeit der Strahlenwirkung vom bestrahlten Anteil des Körpers; Teilkörperbestrahlung, Ganzkörperbestrahlung

Die *räumliche Dosisverteilung* spielt für die biologische Wirksamkeit eine wesentliche Rolle. Dieser Faktor ist komplex, denn es müssen eine quantitative Komponente, die Größe des durchstrahlten Körpervolumens, und eine qualitative Komponente, die verschiedene Strahlenempfindlichkeit von Organen und Geweben, berücksichtigt werden. Daraus ergibt sich, unter der Voraussetzung gleich hoher *Strahlenbelastung von außen* und homogener Energieabsorption im Gewebe, daß eine *Ganzkörperbestrahlung* stärker wirken muß als eine *Teilkörperbestrahlung*. Ferner besteht die Möglichkeit, daß unter den genannten Bedingungen durchgeführte Teilkörperbestrahlungen gleich großer Gewebsvolumina in verschiedenen Körperbereichen verschieden stark wirken können. Die Bestrahlung eines überwiegend aus wenig strahlenempfindlichem Muskel- und Bindegewebe bestehenden Körpervolumens würde sich z. B. auf den Gesamtorganismus weniger belastend auswirken als die Bestrahlung eines gleich großen Körpervolumens, das überwiegend aus hoch strahlenempfindlichem, lymphatischem und hämatopoetischem Gewebe besteht.

Die *innere Strahlenbelastung* durch Radionuklide muß gesondert betrachtet werden. Hier kommt es meistens zu einer *Teilkörperbestrahlung,* weil die betreffenden Substanzen sich inhomogen verteilen, indem sie sich in bestimmten Zellen und Organen besonders stark anreichern (z. B. Isotope des Radiums und Radioisotope des Strontiums und Kalziums im Knochenskelett, solche des Jods in der Schilddrüse). Falls inkorporierte Radionuklide aufgrund des physiologisch ubiquitären Vorkommens der betreffenden stabilen Substanzen sich nahezu homogen im Organismus verteilen (z. B. radioaktive Kalium- und Natriumionen, Tritium), ist auch eine weitgehende *Ganzkörperbestrahlung* möglich.

2.1.4 Zeitliche Entwicklung biologischer Strahlenwirkungen

Entwicklung von Strahlenwirkungen über eine Reaktionskette zeitliches Intervall zwischen Bestrahlung und Auftreten von Zelltod, Tod von Säugern einschließlich Mensch und Strahlenspätschäden

Der *zeitliche Ablauf der biologischen Strahlenwirkungen* mit den wichtigsten Grundvorgängen auf den verschiedenen Ebenen des Gesamtorganismus als lebendem System läßt sich als *Reaktionskette* darstellen (Tabelle 2.1). Nach Absorption der Strahlenenergie führen physikalische und chemische Reaktionen in Bruchteilen von Sekunden zu makromolekularen und biochemischen Veränderungen. Diese wirken sich in einer Zellschädigung aus, die sich insbesondere in Struktur- und Funktionsänderungen der Zellmembranen und des Zellkerns manifestieren. Solche in Minuten bis Stunden eintretenden zellulären Strahlenschäden stellen die Grundlage von Gewebs- und Organschäden dar, die sich dann auf den Gesamtorganismus mehr oder weniger stark auswirken können.

Bei Säuger und Mensch ist grundsätzlich zu unterscheiden zwischen *somatischen Strahlenschäden,* die bei dem bestrahlten Individuum selbst auftreten, und *genetischen Strahlenschäden,* die erst bei den Nachkommen des bestrahlten Individuums manifest werden können. Bei den somatischen Strahlenschäden muß im Hinblick auf ihre zeitliche Entwicklung zwischen Früh- und Spätschäden unterschieden werden. *Somatische Frühschäden* treten nach einer relativ kurzen Latenzzeit von Stunden bis zu wenigen Wochen auf, *somatische Spätschäden* dagegen erst nach einer mehr oder weniger langen Latenzzeit von einigen Wochen bis zu Jahrzehnten.

Das *zeitliche Intervall zwischen Bestrahlung und Zelltod* hängt von der Höhe der Strahlendosis und der Mitoseaktivität der jeweiligen Zellen ab. Je nachdem ob bestrahlte Zellen noch vor einem Mitosedurchgang, d. h., während der Interphase, oder bei einem ersten oder späteren Mitosedurchgang zugrunde gehen, wird zwischen einem *Interphasetod* und einem

Tabelle 2.1. Ablauf der biologischen Strahlenwirkung. Schematische Darstellung als Reaktionskette

Strahlenabsorption
Wechselwirkung von Materie und Strahlung
↓
Ionisation und Anregung
von Atomen und Molekülen, Bildung von Radikalen
↓
Chemische Reaktionen
Oxidation, Decarboxylierung, Desaminierung u. a.
↓
Biochemische Veränderungen
Eiweißveränderungen, Enzyminaktivierung, DNA-Schäden u. a.
↓
Änderungen von Zellfunktion und -struktur
Membranschäden   Kernschäden
Permeabilitätsstörungen   DNA-Schäden, Mitosehemmung
↘   ↙
Veränderungen im Zellstoffwechsel, Störungen von Informationsaustausch und Regulation, Zelltod und Gewebsschäden
↓
Auswirkungen auf den Organismus
Strahlenkrankheit, Früh- und Spätschäden, teratogene und genetische Wirkungen, Strahlentod

---

Reproduktionstod (auch *verzögerter* oder *mitosegekoppelter Zelltod*) unterschieden (s. 2.2.6 und 2.2.8). Der von der Zellteilung unabhängige *Interphasetod* tritt innerhalb von wenigen Stunden bis zu einem Tag nach Bestrahlung ein (z. B. kleine Lymphozyten, primäre Oozyten, Leber-, Muskel-, Nervenzellen). Bei hohen Strahlenbelastungen ist auch ein sofortiger Interphasetod möglich. In einem breiten Dosisbereich herrscht der *Reproduktionstod* (oder verzögerte Zelltod) vor, der mehrere Stunden bis mehrere Tage nach der Bestrahlung auftreten kann (z. B. Knochenmark, Zellen der Darmkrypten, Spermatogonien).

Das *zeitliche Auftreten des Todes nach akuter Ganzkörperbestrahlung* hängt in bestimmter Weise von der Strahlendosis ab. Es lassen sich einander überlappende Dosisbereiche angeben, in denen jeweils verschiedene Mechanismen (s. 2.4) die Zeit des Todeseintritts bestimmen (Abb. 2.1). Im Bereich von 2 bis etwa 10 Gy (200–1000 rd) tritt der Tod (mittlere Überlebenszeit) nach 5–15 Tagen auf; Todesursache ist vorwiegend die Schädigung des hämatopoetischen Systems. In einem je nach Spezies erheblich

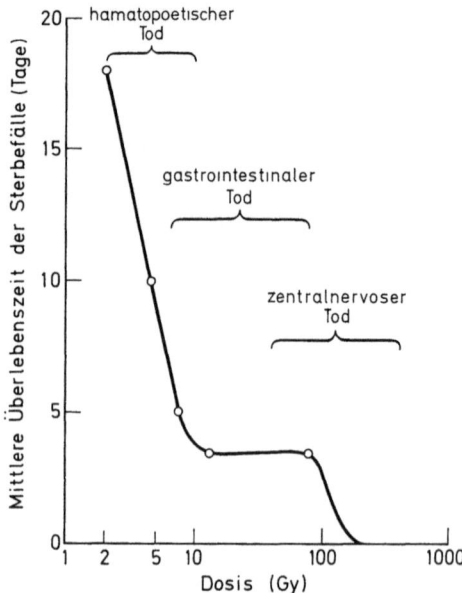

Abb. 2.1. Zeitliche Verteilung der verschiedenen Todesarten nach Ganzkörperbestrahlung in Abhängigkeit von der Strahlendosis. Mittlere Überlebenszeit in Tagen. Verallgemeinerte Darstellung für Säugetiere und Mensch. (Nach Cronkite und Fliedner, 1972)

schwankenden Bereich zwischen 10 und 100 Gy (1000–10 000 rd) tritt der Tod gleichbleibend, also dosisunabhängig, am vierten oder fünften Tag nach der Bestrahlung ein; dies Plateau der mittleren Überlebenszeit ist darauf zurückzuführen, daß die durch etwa 10 Gy (1000 rd) bewirkte Abtötung der Stammzellen des Epithels der Darmschleimhaut in dem genannten Dosisbereich praktisch die alleinige Todesursache darstellt. Erst eine Erhöhung der Dosis über 100 Gy (10 000 rd) hinaus ergibt wiederum eine zusätzliche dosisabhängige Herabsetzung der Überlebensdauer infolge Schädigung des Zentralnervensystems, so daß der Tod schon 1–2 Tage nach Bestrahlung eintritt. Ein weiterer Dosisanstieg führt schließlich zum „molekularen Tod" schon während der Bestrahlung. Dieser ist auf eine unmittelbare Strahlenwirkung auf die Proteine und auf die Inaktivierung anderer Substanzen, die für den Zell- und Gewebsstoffwechsel unentbehrlich sind, zurückzuführen.

2.2 Biochemische und zelluläre Veränderungen nach Bestrahlung

2.2.1 DNA

Strahlenschäden der DNA und ihre Reparatur

Durch die Entdeckung von Reparaturmechanismen an der DNA hat die strahlenbiologische Forschung wesentlich zur Klärung des Widerspruches zwischen der notwendigerweise hohen Konstanz und der großen Empfindlichkeit des Erbmateriales beigetragen. Bereits 0,001 Gy ($=0,1$ rd) einer locker ionisierenden Strahlung (was etwa der natürlichen Umweltbelastung pro Jahr entspricht) induzieren in durchschnittlich jeder zweiten Zelle eines Zellverbandes einen Einzelstrangbruch an der DNA. Da die Strahlenbelastbarkeit vieler Zelltypen zum Teil um den Faktor 1000 größer ist, ist hiernach auf eine außerordentlich hohe Wirksamkeit der Repairsysteme zu schließen. Sie haben weitgehend reaktionsbestimmende Bedeutung. Voraussetzung für die Reparatur eines Einzelstrangbruches durch den auf Abb. 2.2 dargestellten Mechanismus ist ein ungeschädigter Komplementärstrang mit Matrizenfunktion. Nach neueren Erkenntnissen sind jedoch auch Doppelstrangbrüche in Säugetierzellen durch Rekombinationsmechanismen reparabel, was bisher nur für einige Mikroorganismen (z. B. Micrococcus radiodurans) nachgewiesen wurde.

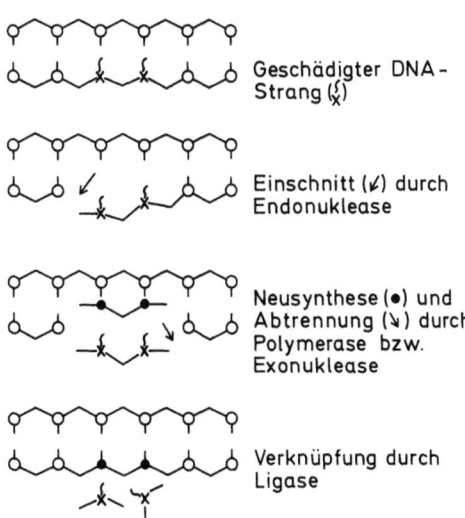

Abb. 2.2. Molekularer Repair einer DNA-Einzelstrangschädigung

2.2.2 Biosynthesen von Makromolekülen

> Strahlenempfindlichkeit der DNA-, RNA- und Proteinsynthese; Strahlenempfindlichkeit der Antikörpersynthese

In der Rangfolge DNA, RNA und Protein weisen die entsprechenden Synthesevorgänge große Sensibilitätsunterschiede auf. Können bei empfindlichen Säugetierzellen bereits Bestrahlungen mit 0,1–1 Gy (10–100 rd) Störungen in der DNA-Synthese hervorrufen, so liegt der Tolerabilitätsbereich bei der RNA-Synthese vielfach über 10 Gy (1000 rd) und bei der Proteinsynthese größenordnungsmäßig bei 10–30 Gy (einige krd). Zahlreiche Enzymproteine, insbesondere SH-Enzyme, reagieren jedoch empfindlicher. Andererseits sind Syntheseabläufe im Grenzbereich der genannten Strahlendosen vielfach stimuliert.

Eine *verringerte Antikörpersynthese* ist bereits nach einer Bestrahlung mit etwa 2 Gy (200 rd) zu beobachten, wenn die Antikörperreaktion einige Stunden oder Tage nach Bestrahlung (p. irr.) induziert wird. Bei früherer Induktion ist die Antikörpersynthese nach Strahlendosen von einigen Gray (einige 100 rd) verzögert. Im Zusammenhang mit der Immunosuppression und den Strahlensyndromen (s. 2.3.3 und 2.4) kommt den Bestrahlungsreaktionen des Antikörpersystems große praktische Bedeutung zu.

2.2.3 Strahlenempfindliche Bereiche der Zelle

> Strahlenempfindlichkeit des Zellkerns und des Zytoplasmas in Hinsicht auf die Zellabtötung

2.2.4 Zellorganellen

> Lokalisation morphologischer Veränderungen an bestrahlten Zellen (Zellkern, Mitochondrien und andere Zellorganellen)

Auf zytomorphologischer Ebene stellt eine Degeneration des *Zellkerns* (Pyknose) die auffallendste und zugleich empfindlichste Reaktion bestrahlter Zellen dar. Nach anfänglicher Kondensation des Chromatins tritt eine Verklumpung, eine Schrumpfung und schließlich ein Zerfall mit nachfolgender Auflösung (Karyolyse) des Kernmaterials ein. Aufgrund elektronenmikroskopischer Befunde gehen mit einer Schädigung der DNA Veränderungen an der Chromosomenhülle und an der Kernmembran einher. Eine Lokalisation der strahlenkritischen Treffbereiche (Tar-

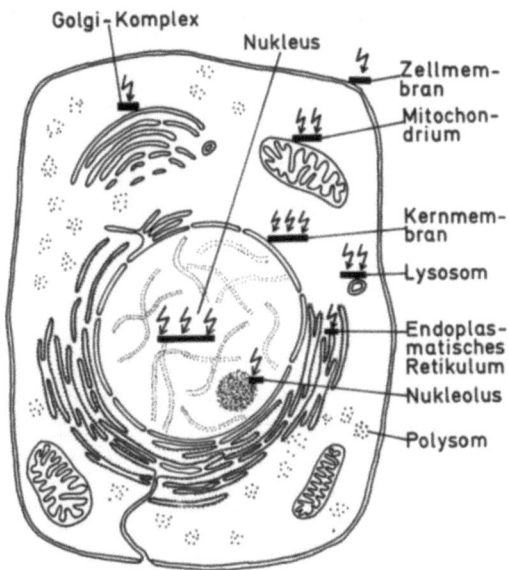

Abb. 2.3. Relative Strahlenempfindlichkeit von Zellorganellen. Drei Pfeile bei höchster Sensibilität, kein Symbol bei großer Resistenz

gets) in nuklearen Strukturen ist experimentell weitgehend gesichert. Auf niedrigerem Sensibilitätsniveau sind jedoch auch an *extranuklearen Zellorganellen* Bestrahlungsreaktionen (gestörte Membrankonformation, erniedrigte Zellatmung, Permeabilitätsstörungen, Beeinträchtigung der aktiven Zentren der SH-Enzyme) zu beobachten. In welchem Umfang die Veränderungen im Sinne der „Membranhypothese" in die Kette der Bestrahlungsreaktionen eingreifen, ist bisher unzulänglich geklärt. Abbildung 2.3 zeigt in schematischer Darstellung die reaktiven Zellorganellen und eine grobe Klassifizierung ihrer Strahlenempfindlichkeit.

2.2.5 Zellabbau

> Autolytische Prozesse und Phagozytose nach Bestrahlung sowie ihre Funktion für die Entfernung geschädigter Zellen

Es ist ungeklärt, ob die als Frühreaktion charakteristische Freisetzung *lytischer* Enzyme die Folge oder die Ursache einer Schädigung der membranösen Zellorganellen (s. Abb. 2.3) darstellt. Im Zuge irreparabler Zellschädigungen kommt es zu einer Aktivierung des retikuloendothelialen Systems, wobei Makrophagen in die geschädigten Gewebe eingeschleust werden, die Zelltrümmer *phagozytieren* und dadurch das Gewebe „entgiften".

2.2.6 Hemmung der Zellvermehrung und Zelltod

> Mitoseverzögerung; Zellinaktivierung in vitro und in vivo; Interphasetod

Es können zwei prinzipiell verschiedene Formen des Zellunterganges unterschieden werden: Der *mitosegekoppelte Zelltod* als die weitaus empfindlichere Reaktion und der *Interphasetod* (s. S. 28). Bemerkenswerterweise tritt der mitosegekoppelte Zelltod vielfach noch nicht bei dem ersten Mitosedurchgang p. irr., sondern erst bei den darauf folgenden Zyklusumläufen ein. Diese Form der Zellinaktivierung wird daher auch als reproduktiver Tod bezeichnet. Er wird in erster Linie auf Chromosomenaberrationen zurückgeführt. Zunächst ist, wie auch bei einer subletalen Strahlenschädigung, der Zyklusablauf während der S-Phase verzögert und während der G_2-Phase (s. 2.2.8) vorübergehend arretiert („G_2-Blockade").

Mit Hilfe von Zellkulturen gelang der entscheidende Durchbruch, die in vivo unübersichtlichen Bestrahlungsreaktionen mitoseaktiver Zellen genauer zu quantifizieren. Es liegen keinerlei Hinweise auf unterschiedliche Reaktionsprinzipien bei der Zellinaktivierung in vivo und in vitro vor. Nach Einwirkung locker ionisierender Strahlen folgt die Zellinaktivierung bei ansteigenden Strahlendosen einer S-förmigen Kurve. Bei dicht ionisierenden Strahlen fallen die Überlebensraten exponentiell ab (Abb. 2.4 a). In einem halblogarithmischen Koordinatensystem ergibt sich hieraus eine Schulterkurve bzw. eine Gerade (Abb. 2.4 b).

Bei einer halblogarithmischen Darstellung wird die Einführung von Kenngrößen für die Zellinaktivierung unter verschiedenen Bestrahlungsbedingungen wesentlich erleichtert (s. Abb. 2.4 b). D_0 bzw. D_{37} ist diejenige Dosis, welche die Anzahl der ursprünglich vorhandenen Zellen auf 37% ($1/e \sim 0{,}37 \cong 37\%$) reduziert. D_0 ist gleichzeitig ein Maß für die Neigung der Kurven in ihrem exponentiellen Teil. Die Extrapolationszahl n ergibt sich aus der Verlängerung des geraden Abschnittes der Schulterkurve auf die Ordinate. Sie charakterisiert, ebenso wie die „Quasi-Schwellendosis" D_q, die Schulterbreite. Für viele normale wie auch maligne Säugetierzellen liegt D_0 nach locker ionisierender Bestrahlung zwischen 1 und 3 Gy (100–300 rd) und die Extrapolationszahl zwischen 1,5 und 10.

Semilogarithmisch dargestellte Zellinaktivierungskurven erlauben auf einfache Weise die Bestimmung von RBW-Faktoren (s. 2.1.1). Auf niedrigem Schädigungsniveau steigen die RBW-Faktoren unproportional stark an (s. Abb. 2.4 b). Ursache dafür ist das zunehmende Erholungsvermögen der

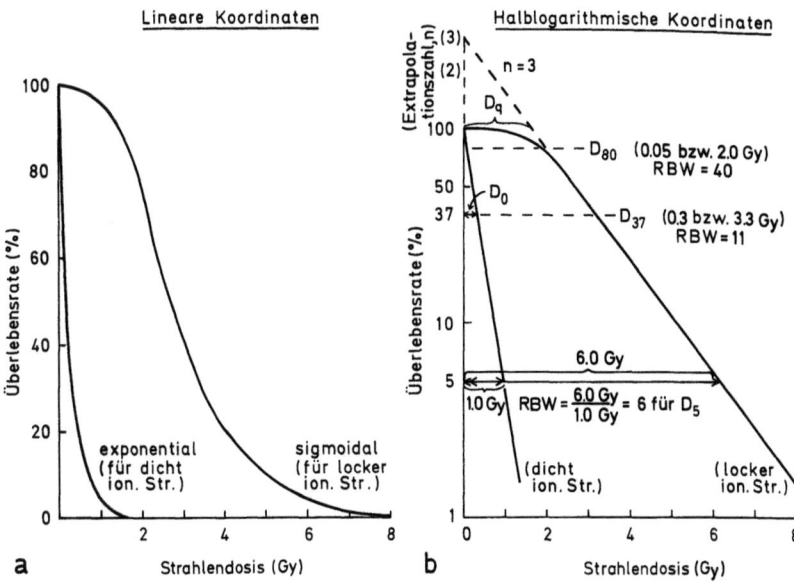

Abb. 2.4 a, b. Inaktivierungskurven von Säugetierzellen in vitro nach Einwirkung von Strahlen verschiedener Qualität. Erläuterung des RBW-Faktors sowie der Kenngrößen D_o, D_q, n im Text

Zellen bei abnehmender Dosis einer locker ionisierenden Strahlung, welches sich – im Gegensatz zu der erholungshemmenden Wirkung dicht ionisierender Strahlung – in der Kurvenschulter ausdrückt.

2.2.7 Erholung

> Intrazelluläre Erholungsphänomene nach Bestrahlung, ihre Auswirkung bei fraktionierter und protrahierter Bestrahlung sowie ihre Bedeutung für die Tumortherapie

Die *Erholungsvorgänge* im Schulterbereich von Zellinaktivierungskurven sind primär auf den in Einzelheiten noch ungeklärten Elkind-Rapair, d. h. auf eine Restabilisierung des Zellzyklus, zurückzuführen. Der zeitliche Verlauf des Elkind-Repairs läßt sich durch Doppelbestrahlungsversuche bestimmen (Abb. 2.5). Die Überlebensrate vorbestrahlter Zellen steigt bei einer Zweitbestrahlung im Abstand von Minuten bis zu einigen Stunden zunächst an, fällt zwischenzeitlich wieder ab und steigt allmählich erneut auf das in der Erholungsphase bereits erreichte Resistenzniveau. Die zwischenzeitliche Empfindlichkeitszunahme ergibt sich durch eine Teilsynchronisation der vorbestrahlten Zellen in der sensibleren G_2-Phase. Nach

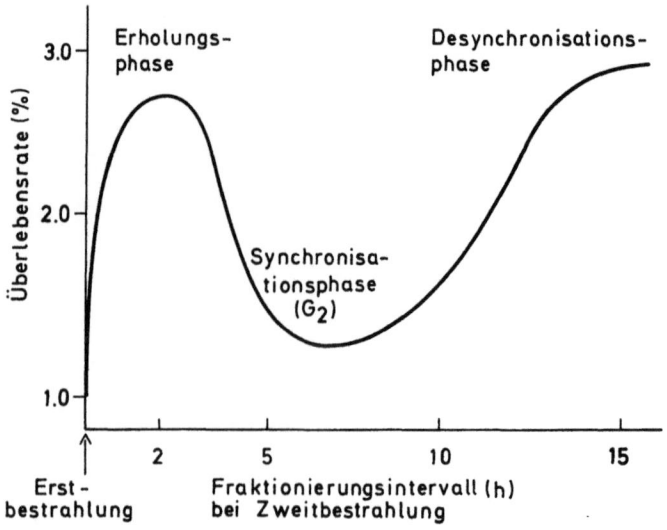

Abb. 2.5. Schema des Elkind-Repairs

Aufhebung der „G_2-Blockade" pendelt sich der natürliche desynchrone Zyklusablauf wieder ein, d. h. die Zweitbestrahlung erfaßt in zunehmendem Maße auch die resistenteren Zyklusphasen.

Geeignete Fraktionierungsschemata ermöglichen eine zeitliche Verschiebung der Reaktionsmuster in Tumor- und Umgebungsgewebe und damit eine Anreicherung von Tumorzellen in der sensibleren G_2-Phase (s. 2.2.10).

2.2.8 Zellzyklus (Mitose-Zyklus)

Strahlenempfindlichkeit von Säugerzellen in den verschiedenen Phasen des Zellzyklus

Bestrahlungsreaktionen auf zellulärer Ebene werden erst im Zusammenhang mit den Sensibilitätsänderungen während des Zellzyklus und während der Zelldifferenzierung verständlich (Abb. 2.6). Mit Ausnahme weniger Zelltypen (kleiner Lymphozyt, Oozyt I) gilt die Regel von Bergonié und Tribondeau (1906), nach der die Strahlenempfindlichkeit mitoseaktiver Zellen am größten ist und sich mit zunehmender Zelldifferenzierung verringert.

Innerhalb des Zellzyklus ist die Strahlenempfindlichkeit im Hinblick auf die Reproduktionsfähigkeit der Zellen während der Mitose am größten, während der DNA-Synthesephase am geringsten und während der Vorbe-

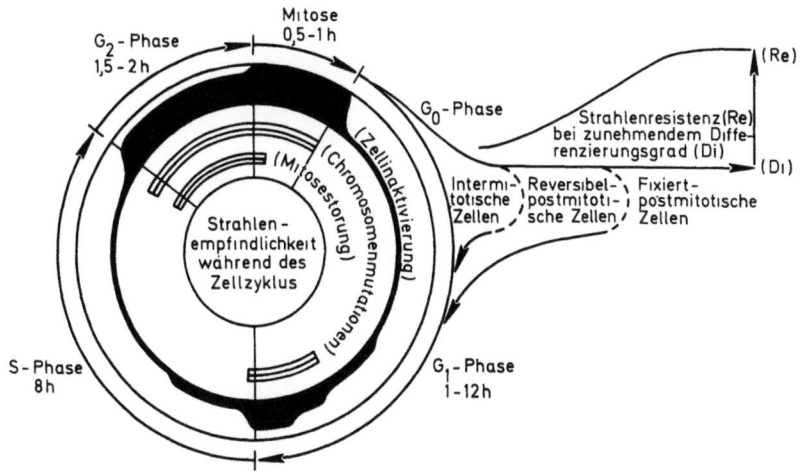

Abb. 2.6. Sensibilitätsmuster während der Zellbildung und der Zelldifferenzierung

reitung von der DNA-Synthese sowie der Mitose (späte G_1-Phase bzw. G_2-Phase) erhöht.
Zellen in der intermitotischen Ruhephase G_0 (z. B. hämatopoetische Stammzellen, Spermatogonien) können auf einen Proliferationsreiz hin erneut in den Mitosezyklus eintreten. Entsprechendes gilt für reversibel postmitotische Zellen (z. B. multipotente Bindegewebszellen). Fixiert postmitotische Zellen (z. B. Muskelzellen, Neurone) erreichen ein Maximum an Strahlenresistenz.

2.2.9 Modifizierung der Zellabtötung

> Abhängigkeit der Strahlenempfindlichkeit von Zellen von der Sauerstoffkonzentration, der Temperatur
> Einfluß von Pharmaka auf die Strahlenempfindlichkeit von Zellen; ihre Bedeutung für die Tumortherapie und die Entwicklung von Strahlenschäden

Bei der Tumortherapie sind als reaktionsbestimmende Parameter auf physikalisch-chemischer Ebene neben der Dosishöhe und der Strahlenqualität desweiteren die zeitliche Dosisverteilung, die *Sauerstoffkonzentration,* die *Temperatur* und *chemische Sensibilisatoren* zu nennen. Historisch gesehen kommt der *zeitlichen Dosisverteilung* (Fraktionierung, Protrahierung) die größte praktische Bedeutung zu.
Die Grundlagen für das Verständnis der Zeitfaktorwirkung ergeben sich

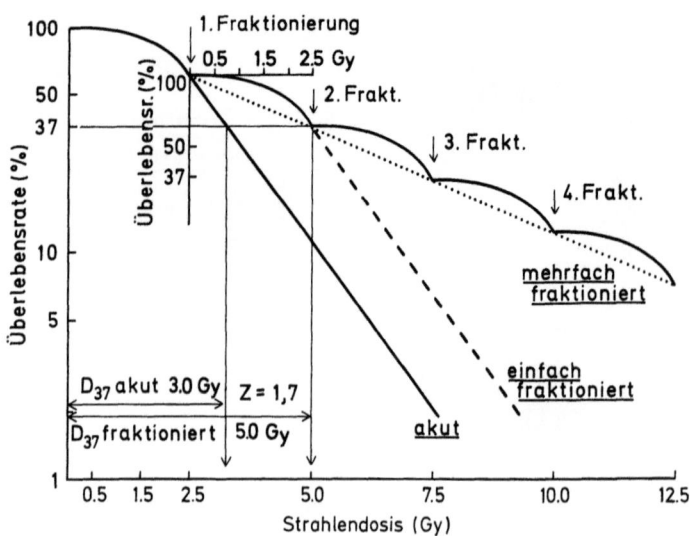

Abb. 2.7. Zellinaktivierung in Abhängigkeit von der zeitlichen Dosisverteilung. Restitution der Kurvenschulter bei mehrmaliger Dosisfraktionierung. Erläuterung des Zeitfaktors Z im Text

aus der bereits unter 2.2.6 und 2.2.7 gegebenen Deutung der Kurvenschultern als Ausdruck von Erholungsvorgängen. Wird eine Gesamtdosis in so viele Einzelfraktionen aufgeteilt, daß diese noch in den Erholungsbereich der Zellen fallen, so kann die Kurvenschulter entsprechend der Zahl an Einzelfraktionen restituiert werden (Abb. 2.7). In der Praxis resultiert hieraus eine Dosiswirkungskurve mit geringerer Neigung. Die durch zeitliche Dosisverteilung bedingten Erholungseffekte lassen sich durch den Zeitfaktor Z quantifizieren. Er drückt das Verhältnis derjenigen Gesamtdosen aus, die bei einer zeitlich gedehnten und bei einer akuten Bestrahlung den gleichen Effekt hervorrufen: $Z = \frac{D(lang)}{D(kurz)}$.

Sauerstoff reagiert mit den Radiolyseprodukten des Wassers (s. 1.2.1). Dieses begünstigt die Bildung weiterer reaktiver Stoffe, welche die biologische Strahlenwirkung bis zu einem Faktor von etwa 3 bei einer locker ionisierenden Bestrahlung verstärkt. Unter hypoxischen oder anoxischen Bedingungen werden die Bestrahlungseffekte entsprechend abgeschwächt. Bei dicht ionisierenden Strahlen (mit zunehmendem LET) nimmt der Sauerstoffeffekt ab (Abb. 2.8). Numerisch wird der Sauerstoffverstärkungsfaktor (OER = oxygen enhancement ratio) durch das Verhältnis der Strahlendosen für ein bestimmtes Schädigungsniveau $\frac{D(hypoxisch)}{D(O_2)}$ angegeben.

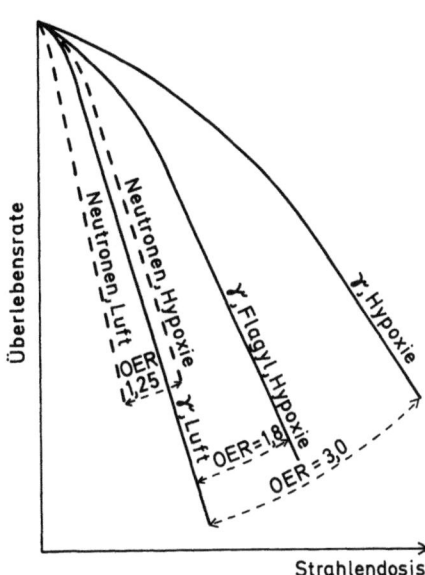

Abb. 2.8. Sauerstoffverstärkungseffekt bei der Zellinaktivierung durch Neutronen und γ-Strahlen sowie unter Einfluß der elektronenaffinen Substanz Flagyl. $OER =$ oxygen enhancement ratio. (Nach Daten von Hall et al., 1975)

Auf die strahlentherapeutisch fundamentale Bedeutung der *hypoxischen Tumorzellen* sei hier bereits hingewiesen. Um diese zu sensibilisieren, wurden neuerdings Substanzen entwickelt, deren Elektronenaffinität fast dem Sauerstoff gleichkommt. Hierzu zählen z. B. die Nitroimidazole Flagyl und Ro-07-0582 (s. Abb. 2.8).
Eine Sensibilisierung kann auch durch Substanzen herbeigeführt werden, die in den Stoffwechsel, die Replikation oder die Reparatur der Nukleinsäuren eingreifen. Hierzu gehören einerseits halogenierte Nukleinsäurebausteine (5-Fluoruracil, 5-Bromuracil, 5-Joduracil, 5-Bromdesoxyuridin und 5-Joddesoxyuridin), sowie einige Antibiotika (z. B. Actinomycin D, Bleomycin). Einige dieser Substanzen üben eine synchronisierende Wirkung auf den Zellzyklus aus. So hemmt 5-Fluoruracil den Übertritt von der G_1- in die *S*-Phase.
Hinzuweisen ist schließlich auch auf die Möglichkeit einer substanzbedingten Resistenzsteigerung. In dieser Hinsicht erwiesen sich neuerdings Thiophosphate als äußerst wirksam. Sie vermittelten z. T. einen selektiven Schutz des Umgebungsgewebes von Tumoren.
Die Bestrahlungsreaktionen mitoseaktiver Zellen sind in hohem Maße temperaturabhängig. Hyperthermie beeinträchtigt die Konformation von Proteinen, Membranen und DNA-Strängen und hemmt die Enzymaktivi-

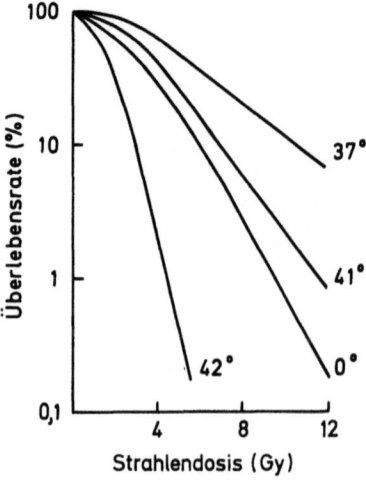

Abb. 2.9. Temperaturabhängigkeit der Zellinaktivierung durch locker ionisierende Strahlen. (Nach Daten von Ben-Hur et al., 1972)

tät sowie den molekularen und intrazellulären Repair. Abbildung 2.9 zeigt am Beispiel kultivierter Hamsterzellen eine überaus steile Graduierung der Überlebensraten bei einer Temperaturerhöhung von 41° auf 42° C. Aus dem intermediären Verlauf der Inaktivierungskurve bei 0° C ergibt sich, daß der bei dieser Temperatur gestoppte Repair nicht allein reaktionsbestimmend ist.

2.2.10 Strahlenbiologische Grundlagen der Tumortherapie

> Problematik der Zellabtötung in der Tumortherapie
> Abhängigkeit der Heilungsraten von der Strahlendosis
> Einfluß von Erholung, Proliferation, Hypoxie-Reoxygenerierung und Tumorgröße

Das zentrale Problem der Tumortherapie ist nach wie vor nicht die Inaktivierung der malignen Zellen allein, sondern die Optimierung der Tumorregression bei höchstmöglicher Schonung der Umgebungsgewebe. Schnell proliferierende euoxische Tumorzellen in Gefäßnähe sind im Vergleich zu normalen Zellen in der Regel strahlensensibler; der in Tumoren von mehr als 1–2 mm Durchmesser fast stets gegebene *Anteil hypoxischer Zellen* ist dagegen weitaus resistenter (Abb. 2.10). Werden die *euoxischen Zellen* abgetötet, so rücken die hypoxischen Zellen in Gefäßrichtung nach und werden wieder euoxisch, mitoseaktiv und damit empfindlicher. Dieser Prozeß der *Reoxygenierung* ist von großer praktischer Bedeutung.

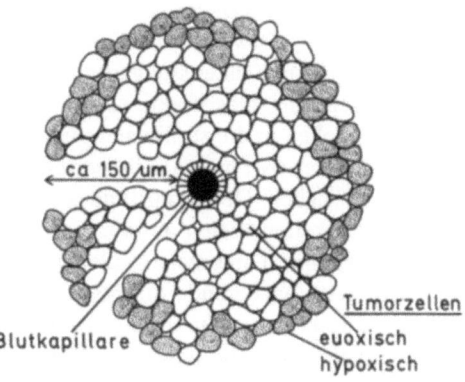

Abb. 2.10. Verteilung von sauerstoffreichen und sauerstoffarmen Tumorzellen um ein Blutgefäß. (Räumliche Dimensionierung nach Fowler, 1979)

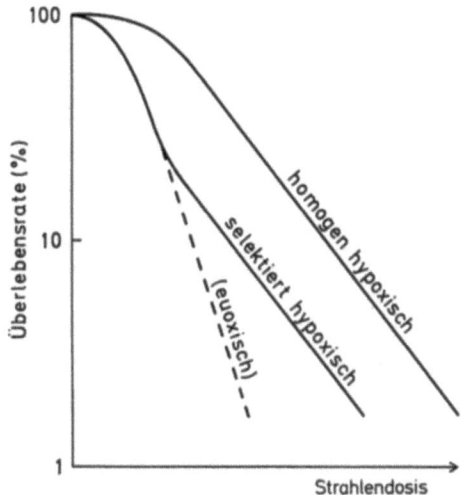

Abb. 2.11. Strahlenbedingte Selektion in einer gemischten Population von hypoxischen und euoxischen Tumorzellen

Die Resistenzunterschiede zwischen euoxischen und hypoxischen Zellen spiegeln sich auch in Zellinaktivierungskurven wider (Abb. 2.11). Im Vergleich zu homogen hypoxischen Zellen fällt die Kurve für eine gemischte Zellpopulation im niedrigen Dosisbereich zunächst steiler ab. Sie hat jedoch dieselbe Neigung, wenn nach höheren Strahlendosen nur noch hypoxische Zellen vorliegen.

Ein fundamentales Prinzip der Tumortherapie besteht in der Ausnutzung eines *Erholungsvorsprunges der Umgebungsgewebe* bei einer gleichzeitigen relativen Empfindlichkeitssteigerung der Tumorzellen. Teilweise läßt sich dieses durch eine Dosisfraktionierung erreichen, die eine Umverteilung der Tumorzellen in die strahlenempfindlichere Zyklusphase G_2 sowie eine Verkürzung der G_1-Phase auf ihr sensibleres Spätstadium herbeiführt. Die unter 2.2.9 neben Dosishöhe und Fraktionierung genannten Modifikationsmöglichkeiten zielen primär auf die Elimination erholungsfähiger und hypoxischer Tumorzellen. Gegenüber locker ionisierenden Strahlen könnten dicht ionisierende Strahlen, wie etwa Neutronen, bei der Therapie erholungspotenter Tumoren vorteilhaft sein, da die relative biologische Wirksamkeit im Erholungsbereich verstärkt zum Tragen kommt (s. Abb. 2.4 b).

Der Vorteil einer Neutronentherapie ist auch bei einem erhöhten Anteil hypoxischer Tumorzellen gegeben, da diese auf dicht ionisierende Strahlen relativ empfindlicher (OER ca. 1,25) als auf locker ionisierende Strahlen (OER ca. 3,0) reagieren (s. Abb. 2.8).

Einer breiteren klinischen Anwendung der Neutronentherapie stehen jedoch nach wie vor z. T. unvertretbare Nebenwirkungen, eine ungünstige Tiefendosisverteilung und ein hoher technischer Aufwand entgegen. Erste Ansätze, diese Schwierigkeiten zu mindern und die klassischen Therapieverfahren zu verbessern, ergeben sich aus einer kombinierten Strahlen- und Chemotherapie (s. 2.2.9), bei der u. a. Nitroimidazole (Ro-07-0582, Flagyl), Bleomycin und Actinomycin D bereits klinische Anwendung finden. Auch werden die seit langem bekannten Methoden einer kombinierten Hyperthermie- und Strahlenbehandlung ständig weiterentwickelt. Prinzi-

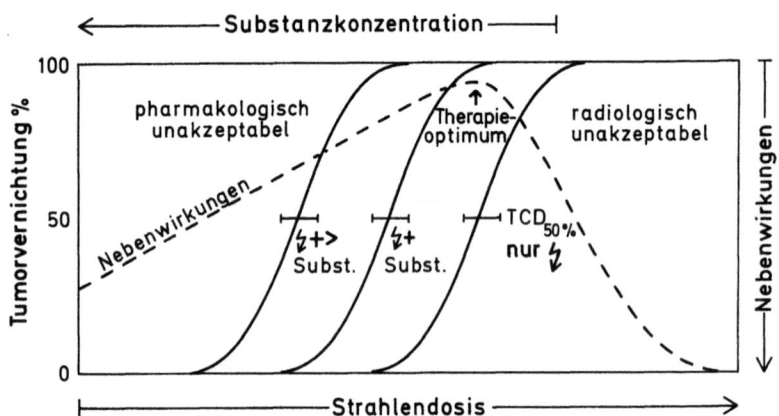

Abb. 2.12. Pharmakologische Dosisreduzierung bei der Strahlentherapie von Tumoren und Risikobereiche. *TCD* = tumor control dosis

piell gleichen jedoch alle Therapieverfahren einer „Gratwanderung" im Grenzbereich zwischen Tumorvernichtung und Gewebeschonung. Durch kombinierte Behandlungsverfahren kann das Therapieoptimum zumeist nur in einem engen Fensterbereich bei verringerter Strahlendosis gesteigert werden (Abb. 2.12). Es ist darauf hinzuweisen, daß bei einer Tumordosis von etwa 50 Gy (5000 rd) nur in einem Toleranzbereich von etwa 2 Gy (200 rd) optimale Heilungschancen bestehen.

2.3 Strahlenwirkung auf Gewebe und Organe, insbesondere auf Zellerneuerungssysteme (s. a. GK Pathologie 2.5)

2.3.1 Strahlenwirkung und Zellerneuerung

Strahlenempfindlichkeit (Zellabtötung) einer Zellentwicklungsreihe; Zellerneuerung in Abhängigkeit von der Zahl überlebender teilungsfähiger Stammzellen

Bergonié und Tribondeau (1906) fanden, daß die *Strahlenempfindlichkeit* von Geweben und Organen mit zunehmender Proliferationsrate der Zellen zunahm, mit zunehmender Differenzierung dagegen abnahm. Diese Regel wurde mit Ausnahme der primären Oozyten (s. 2.3.2) und der kleinen Lymphozyten (s. 2.3.3) immer wieder bestätigt (Tabelle 2.2). Die Beziehung zwischen Zellproliferation und Strahlenempfindlichkeit wird ver-

Tabelle 2.2. Übersicht über die Strahlenempfindlichkeit von Organen

Hoch empfindlich:	Hämatopoetisches System:	Knochenmark
	Lymphatisches System:	Lymphknoten
		Milz
		Thymus
	Schleimhäute des Dünndarms	
	Keimdrüsen	
Empfindlich:	Haut	
	Augen	
Wenig empfindlich:	Lunge	
	Leber	
	Niere	
Verhältnismäßig resistent:	Zentrales Nervensystem	
	Herz	
	Muskeln	
	Binde- und Fettgewebe	

ständlich, wenn man davon ausgeht, daß mit Umbau und Bildung von Biostrukturen generell eine erhöhte Verwundbarkeit einhergeht. Physiologische und pathologische Zellverluste müssen durch *Zellerneuerung* ausgeglichen werden. Diesem Zweck dient eine *Zellentwicklungsreihe*, die sowohl ein zeitliches Nacheinander als auch ein räumliches Nebeneinander von drei Zellentwicklungsstufen umfaßt:
1. Undifferenzierte *Stammzellen* mit großer Mitoseaktivität; sie sind hoch strahlenempfindlich. 2. Sich *differenzierende Zellen,* die aus Stammzellen hervorgegangen sind und sich durch weitere, mehr oder weniger häufige Mitosen vermehren und differenzieren; ihre Strahlenempfindlichkeit ist erheblich geringer als die der Stammzellen. 3. Ausdifferenzierte, funktionell spezialisierte Zellen. Sie teilen sich im allgemeinen nicht mehr und sind im Vergleich zu den unreifen Vorstufen (1. und 2.) wenig strahlenempfindlich; eine Strahlenschädigung kann in der Regel erst nach mehr oder weniger hohen Dosen nachgewiesen werden (vgl. Abb. 2.6). Die Dauer der Zellentwicklung, also des Übergangs von der unreifen Stammzelle zur funktionell ausgereiften Zelle, ist die Übergangs- oder Transitzeit. Diese hängt von der Dauer des Zellgenerationszyklus und der Zahl der zur Reifung erforderlichen Mitosen ab, kann also von Gewebe zu Gewebe variieren.

Aufgrund dieser Verhältnisse kann die Strahlenempfindlichkeit von Geweben und Organen auf die *Zellabtötung* zurückgeführt werden, die sich aus der Strahlenempfindlichkeit des Zellkerns (s. 2.2.3) ergibt. Es ist ferner offensichtlich, daß gewebliche Strahlenschäden nur dann überwunden werden können, wenn teilungsfähige Stammzellen überleben, von denen eine Gewebserneuerung ausgehen kann. Je mehr solcher Stammzellen überleben, je schneller sie sich erholen und je kürzer die Übergangszeit ist, um so früher und ausgiebiger kann eine Repopularisierung des strahlengeschädigten Gewebes durch den Nachschub neugebildeter Zellen erfolgen.

2.3.2 Gonaden

Strahlenempfindlichkeit der männlichen und weiblichen Keimzellen und deren Vorläuferzellen
Veränderungen der Fertilität nach Bestrahlung

Hoden: Die Strahlenempfindlichkeit der Spermatogonien vom Typ A (Keim- oder Stammzellen) ist außerordentlich hoch; sie nimmt bei den Spermatozyten stark ab. Die reifen Spermien sind morphologisch und funktionell sehr strahlenresistent; es muß jedoch grundsätzlich mit der Möglichkeit einer genetischen Schädigung gerechnet werden. Beim Menschen ist nach akuter Bestrahlung mit 4–6 Gy (400–600 rd) eine Zerstörung aller Keimzellen (A-Spermatogonien) möglich; dann kommt es infolge Aspermie zu permanenter Sterilität. Kleinere Dosen bis herab zu 0,3 Gy (30 rd) sollen Spermienzahl (Oligo- und Aspermie) und Fertilität temporär herabsetzen.

Ovar: Die Strahlenreaktion des Ovars weist große Unterschiede zwischen verschiedenen Tierarten und Individuen auf. In den Follikeln treten nach Bestrahlung atrophische und degenerative Veränderungen auf. Bei den meisten Tierarten sind die Primär- und Tertiärfollikel ziemlich stahlenresistent, die Sekundärfollikel jedoch strahlenempfindlich. Andere Verhältnisse ergeben sich für die Strahlenempfindlichkeit der Oozyten. Postnatal enthalten die Ovarien eine Population nicht ersetzbarer primärer und sekundärer Oozyten. Die Strahlenempfindlichkeit der primären Oozyten ist sehr hoch, obwohl es sich um ausgereifte, nicht proliferierende Zellen handelt (Ausnahme! s. 2.3.1). Sie nimmt mit zunehmendem Reifungsgrad der Follikel stark ab und ist kurz vor der Ovulation nur noch gering (vgl. 2.7.2).

Bei der Frau kann akute Bestrahlung mit kleinen Dosen (1,5–2 Gy = 150–200 rd) temporäre Sterilität hervorrufen und die Menstruation für 1–3 Jahre unterdrücken. Nach höheren Dosen steht eine Verkürzung der Fortpflanzungsperiode im Vordergrund. Sie ergibt sich daraus, daß nach Verbrauch der strahlenresistenten reifen Oozyten der bei der Geburt angelegte Vorrat an diesen Zellen sich zunehmend erschöpft. Die Produktion ovarieller Hormone ist mit der Entwicklung und Reifung der Oozyten sowie mit der Ovulation verbunden. Wenn diese Vorgänge infolge Bestrahlung zum Stillstand kommen, führt dies zu einer artefiziellen Menopause mit permanenter Sterilität sowie hormonalen und psychischen Störungen.

2.3.3 Hämatopoetisches System

> Strahlenempfindlichkeit der lymphatischen Organe und des Knochenmarks; Einfluß der Bestrahlung auf die zirkulierenden Blutzellen

Die Strahlenwirkung auf die *lymphatischen Organe* äußert sich in einem schnell einsetzenden Gewichtsverlust (Organschrumpfung), der auf der Schädigung und Zerstörung der Lymphoblasten und Lymphozyten beruht. Auch die funktionell ausgereiften, nicht mehr teilungsfähigen kleinen Lymphozyten sind hoch strahlenempfindlich; es handelt sich, ebenso wie bei den primären Oozyten (s. 2.3.2) um eine Ausnahme von der Regel von Bergonié und Tribondeau (s. 2.3.1). Die niedrigsten Ganzkörperdosen, die zu gelegentlichem Zelltod führen, liegen bei 0,05–0,5 Gy (5–50 rd). Mäßig hohe

Ganzkörperdosen (etwa 2–3 Gy = 200–300 rd) führen in den lymphatischen Organen schon innerhalb von 15 min zu Mitosehemmung, Nekrosen, Karyorhexis und Zellzerfall. Einige Stunden später setzt bereits die Phagozytose der Zelltrümmer ein, die innerhalb von etwa 24 h weitgehend beseitigt werden. Die Organe sind dann fast lymphozytenfrei und das Milzgewicht ist oft auf mehr als die Hälfte herabgesetzt. Die Zellerneuerung kann in den Lymphknoten nach 2–5 Tagen beginnen, dauert jedoch mindestens 3 Wochen. Im Thymus setzt die Regeneration später ein, in der Milzpulpa noch später; dementsprechend dauert sie in diesen Organen länger als in den Lymphknoten.

Im Knochenmark wurde experimentell schon nach Bestrahlung mit 0,4–0,8 Gy (40–80 rd) eine über Wochen anhaltende Verminderung der Zellzahl festgestellt, und wenige Stunden nach 1 Gy (100 rd) waren die Zeichen der akuten Zellschädigung nachweisbar. Nach Bestrahlung mit 3 Gy (300 rd) sollen nur etwa 10%, mit 6 Gy (600 rd) nur etwa 1% aller Stammzellen überleben. Der schnelle und starke Zellverlust führt, zusammen mit den Störungen der Zellerneuerung (Produktionsstopp), zum Zusammenbruch des Knochenmarkaufbaus und seiner Struktur. Das freiwerdende Markvolumen wird durch Gefäßerweiterungen, Austritt von Blutflüssigkeit und Einlagerung von Fettsubstanzen (Fettmark) aufgefüllt.

Am strahlenempfindlichsten sind die Erythroblasten, ihre Zahl nimmt schon wenige Stunden nach subletalen bis partiell letalen Ganzkörperdosen (etwa 2–4 Gy = 200–400 rd) stark ab. Etwas weniger empfindlich sind die Myelozyten, die erst nach 2 Tagen merklich abnehmen. Beide Zellarten erreichen nach 4–5 Tagen ein Minimum. Die Erythroblasten erholen sich schnell und sind nach 7–8 Tagen quantitativ wieder im Normbereich; die Erholung der Myelozyten setzt erst nach etwa 12 Tagen ein und dauert bis zu 40 Tagen an. Die Megakaryozyten nehmen erst etwa 3 Tage nach der Bestrahlung ab und erreichen zwischen 4 und 13 Tagen ein Minimum; ihre Erholung beginnt langsam nach etwa 2 Wochen und dauert bis zu 6 oder 7 Wochen.

Die Wirkung mäßig hoher Ganzkörperdosen auf die *zirkulierenden Blutzellen* veranschaulicht die Abb. 2.13. Die Lymphozytenwerte nehmen schon innerhalb von 15 min deutlich ab; im Laufe einiger Stunden verschwinden die Zellen fast völlig aus dem Blut. Der sofortige rapide Lymphozytenverlust ist die Folge der direkten Strahlenwirkung auf die hochempfindlichen Lymphozyten, die schon auf Dosen zwischen 0,05 und 0,25 Gy (5–25 rd) mit einer Abnahme reagieren. Der bemerkenswert langsame Lymphozytenanstieg spiegelt die langdauernde Lymphopoesehemmung in den lymphatischen Organen wider. Der ähnlich schnelle Granulozytenabfall kommt dadurch zustande, daß die reifen Granulozyten strahlenresistent sind, im Blut jedoch nur eine kurze Lebensdauer haben. Die Abnahme der ebenfalls strahlenresistenten Thrombozyten setzt erst nach einigen Tagen ein,

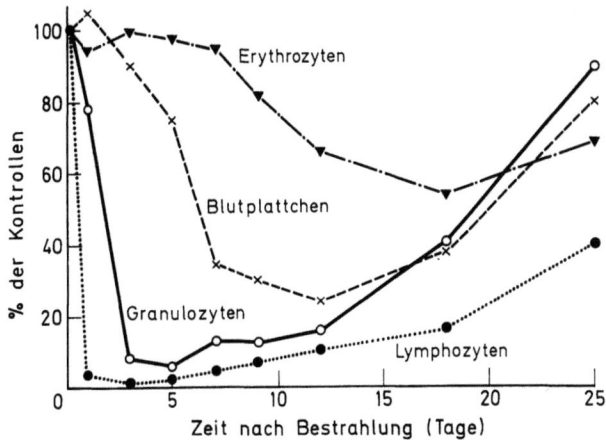

Abb. 2.13. Typische Veränderungen der Zellzahlen im peripheren Blut von Ratten zu verschiedenen Zeiten nach Ganzkörperdosen im Bereich von etwa 5–10 Gy. (Nach Casarett, 1968)

wenn die zunächst im Knochenmark für den Zellnachschub noch verfügbaren Megakaryozyten infolge Nachschubmangels aus dem Stammzellbereich nicht mehr ersetzt werden können. Eine nur langsam zunehmende, mäßige Senkung der langlebigen und strahlenresistenten Erythrozyten tritt erst in der zweiten Woche nach Bestrahlung auf.

2.3.4 Verdauungstrakt

Zelluläre und funktionelle Veränderungen, insbesondere im Dünndarm nach großen Teil- oder Ganzkörperdosen; Erholungsfähigkeit des Dünndarms; akute und chronische Darmschäden

Der *Dünndarm,* insbesondere das Duodenum, ist der strahlenempfindlichste Teil des Verdauungstraktes; es kommt zunächst zu zellulären Veränderungen, denen Funktionsstörungen und Schleimhautschäden folgen. Der Angriffspunkt der Strahlenwirkung sind die Keim- oder Stammzellen des Epithels der Darmschleimhaut in den Lieberkühn-Krypten am Zottengrund. Die hier entstehenden Epithelzellen wandern nach Reifung und Ausübung ihrer physiologischen Funktionen bis zur Zottenspitze, wo sie nach etwa 3–5 Tagen (je nach Tierart) als verbraucht abgestoßen werden. Nach Bestrahlung bleibt infolge Stammzellschädigung und Proliferationshemmung der Nachschub neuer Zellen aus.

Nach Teilkörperbestrahlungen im Magen-Darm-Bereich ab etwa 4 Gy (400 rd), z. B. im Rahmen einer Tiefentherapie, können als Folge der direkten Darmbelastung Motilitätsstörungen und Schleimhautschäden auftreten, die über Resorptionsstörungen zu schweren Störungen des Elektrolyt- und Wasserhaushalts (Darmtod) führen können. Dosen über 10 Gy (1000 rd) vermindern oder blockieren darüber hinaus auch die Salzsäureproduktion des Magens. Solche *akuten Darmschäden* sind nach hochdosierter Ganzkörperbestrahlung noch stärker, weil die Strahlenbelastung den gesamten Darmkanal erfaßt. Die Schleimhautschädigung führt über Epitheldefekte zu Geschwürsbildung mit Blutungen und Perforationen. Diese Darmschäden werden von einer lawinenartigen Vermehrung der Darmbakterien und von Diarrhoe begleitet. Die Aufhebung der Barrierefunktion der Darmschleimhaut hat unter diesen Umständen lebensbedrohende Folgen. Es kommt einerseits zum Verlust lebenswichtiger Substanzen (Wasser, Mineralien, Nährstoffe aller Art u. a.), andererseits zum Eindringen von Bakterientoxinen und Bakterien in den Organismus, was Intoxikationen, Bakteriämie und Allgemeininfektionen zur Folge hat. Falls diese kritische Krankheitsphase überwunden wird, erholt der Dünndarm sich nach Normalisierung der Mitose im Stammzellbereich schnell. Das Schleimhautepithel ist dann nach etwa einer Woche wieder normal.
Chronische Schäden des Darmes wurden ab etwa 3 Monaten nach Bestrahlung beobachtet. Es *kann* eine subakute Enteritis mit Diarrhoen und anfallsweisem *Pseudo*ileus auftreten, aber auch chronische Enteropathien ulzerativer (Blutungen, Perforationen) oder fibrotischer (Stenosen) Natur.

2.3.5 Haut

Haut und Hautanhangsgebilde
Erythem, Radiodermatitis, Ulceration, Epilation

Die gefäßlosen epithelialen Zellschichten der Epidermis sind als Zellerneuerungssystem dem Darmepithel vergleichbar. Die in der Keimschicht (Stratum germinativum) entstehenden Zellen wandern unter Differenzierung und Keratinisierung an die Oberfläche der Hornschicht (Stratum corneum), wo sie abgestoßen werden. Die Übergangszeit zwischen diesen Schichten ist jedoch erheblich länger als für die entsprechenden Schichten des Darmepithels.
Histologisch treten nach Bestrahlung zelluläre Veränderungen (Mitosehemmung, Chromosomenaberration, Degeneration und Zelltod, Phagozytose) sowie Blutungen und Ödeme auf. Nach Regeneration können sekundäre Veränderungen in den Hautzellen selbst (Hyperkeratosen, Riesenzellen) und Dauerschäden im Bereich der Gefäße (Schwellung des Kapillar-

endothels, obliterative Gefäßwandverdickungen, Teleangiektasien) und des Bindegewebes (Nekrosen) zurückbleiben. Für die Therapie gutartiger Hautkrankheiten werden weiche und sehr weiche Strahlen (s. Tabelle 1.1, S. 7) fraktioniert angewandt. Nach sehr hohen Dosen (etwa 10 Gy = 1000 rd und mehr) resultiert eine Epidermisatrophie mit Teleangiektasien, nekrotischen Bindegewebsveränderungen und der Gefahr maligner Entartung. Als Ergebnis solcher Veränderungen in Epidermis, Dermis und Subkutangewebe treten sichtbare Hautschäden auf. Akut kommt es unter Kapillarerweiterung und Histaminfreisetzung zunächst zum *Strahlenerythem*, nach höheren Dosen sowie bei chronischer Strahlenbelastung später zu *Radiodermatitis, Ulzeration* und, nach längerer Latenzzeit, auch zum *Hautkarzinom* (s. 2.5.2).

Das Haarwachstum kann schon nach kleinen Strahlendosen (um 1 Gy = 100 rd) gehemmt werden. Einige Wochen nach Applikation größerer Dosen (etwa 4,5 Gy = 450 rd) kommt es zu *temporärer Epilation;* das später nachwachsende Haar kann infolge Melanozytenschädigung grau oder weiß sein. Nach hohen fraktionierten Strahlendosen (über 20 Gy = 2000 rd) kann auch eine *permanente Epilation* auftreten.

2.4 Akute Strahlenkrankheit

> Hämatopoetisches, gastrointestinales und zentralnervöses Strahlensyndrom

Die akute Strahlenkrankheit läuft innerhalb von etwa 30 Tagen ab. Beginn, Dauer und Schwere der Erkrankung können in Abhängigkeit von der Höhe der Strahlenbelastung stark variieren. Unterschiede in der Strahlenempfindlichkeit der verschiedenen Säugetierarten (Tabelle 2.3) sowie zwischen verschiedenen Individuen der gleichen Art spielen dagegen eine geringe Rolle.

Strahlenbelastungen bis etwa 1 Gy (100 rd) machen sich klinisch in der Regel nicht bemerkbar. Nach höheren Dosen treten Allgemeinsymptome (Kopfschmerzen, Schwindel, Schwächegefühl, abnorme Geruchs- und Tastempfindungen, psychische Reizbarkeit, Kreislaufstörungen) sowie spezifische Symptome auf, die sich aus der Schädigung bestimmter lebenswichtiger Gewebe und Organe (Knochenmark, Magendarmschleimhaut, Zentralnervensystem) ergeben. Die bei diesen Geweben und Organen bestehenden Unterschiede in bezug auf Strahlenempfindlichkeit sowie zeitlichen Ablauf von Strahlenschädigungen, Erholung und Wiederherstellung (s. 2.3) haben eine charakteristische Dosisabhängigkeit im zeitlichen Auftreten und der Intensität der wichtigsten Krankheitssymptome zur Folge. Dies ermöglicht es, bei der akuten Strahlenkrankheit klinisch zwischen

Tabelle 2.3. Strahlenempfindlichkeit von verschiedenen Säugetierarten und Mensch. Dosis letalis 50/30 d: Ganzkörperdosis, nach der 50% der Individuen innerhalb von 30 Tagen sterben

Tierart	Dosis letalis 50/30 d	
	Gy	rd
Schwein	4,0 – 5,0	400 – 500
Ziege	3,5	350
Hund	2,8 – 3,1	280 – 310
Esel	6,5	650
Affe	5,0 – 7,6	500 – 760
Meerschweinchen	3,3 – 4,0	330 – 400
Maus	5,0 – 7,0	500 – 700
Ratte	7,0 – 8,0	700 – 800
Kaninchen	8,0	800
Mensch	3,5 – 5,5	350 – 550

einem hämatopoetischen, einem gastrointestinalen und einem zentralnervösen Syndrom zu unterscheiden (s. auch Abb. 2.1).

Nach Dosen unter 5 Gy (500 rd) steht das *hämatopoetische Syndrom* im Vordergrund des klinischen Bildes. Schon nach 1–2 Tagen können vorübergehend allgemeine Krankheitssymptome mit Nausea, Kopfschmerzen, Erbrechen und gelegentlichen Durchfällen auftreten. Infolge Schädigung der blutbildenden Gewebe und Organe kommt es nach 2–3 Wochen zu fieberhaften Anfällen, Ermüdungserscheinungen und Ulzerationen im Mund-, Rachen- und Darmbereich.

Die Infektanfälligkeit ist aufgrund der Verminderung der weißen Blutzellen, der Immundepression und des erleichterten Eindringens von Bakterien über hämorrhagische Ulzerationen deutlich erhöht; von der dritten Woche an treten Todesfälle auf. Bei zweckmäßiger Therapie (Infusionen, Blutersatz, Antibiotika) bestehen gute Überlebensaussichten.

Ganzkörperdosen zwischen 5 und 20 Gy (500–2000 rd) lassen im klinischen Bild die Symptome des *gastrointestinalen Strahlensyndroms* in den Vordergrund treten. Es kommt zu Appetitverlust, Lethargie und Depression; Nausea, Erbrechen und Diarrhöe sind besonders charakteristisch. Beginn, Dauer und Schwere des Erbrechens sowie die Stärke der Diarrhöe sind in bemerkenswerter Weise von der Strahlendosis abhängig. Das Abdomen ist aufgebläht, und die Darmperistaltik ruht. Nahrungs- und Flüssigkeitsaufnahme sind naturgemäß stark herabgesetzt, und der zusätzliche Flüssigkeitsverlust infolge Diarrhöe und verminderter Absorption im Magen-Darm-Trakt führen zu Dehydratation und Hämokonzentration. Der Tod erfolgt in der Regel innerhalb einer Woche aufgrund eines Kreislaufkollapses.

Nach massiven Dosen von mehr als 20 Gy (2000 rd) tritt das *zentralnervöse Strahlensyndrom* auf. Einige Strahlenunfälle mit Ganzkörperbelastungen bis zu 100 Gy (10000 rd) bestätigen die in Tierversuchen erhobenen Befunde auch für den Menschen. Bald nach der Bestrahlung kam es zu Teilnahmslosigkeit, Bewußtseinsstörungen und Schockzuständen. Später traten Kopfschmerzen und nervöse Erschöpfung auf sowie Erbrechen, Diarrhöe, Magen-Darm-Krämpfe und Koma; ferner wurden Konvulsionen und Ataxien beobachtet. Der Tod trat nach 1–2 Tagen infolge Kreislaufversagen ein.

2.5 Strahleninduzierte Spätwirkungen beim Menschen

2.5.1 Degenerative Veränderungen

Hypoplasie, Gefäßwandveränderungen, Fibrosen, Kataraktbildung, Beschleunigung von Altersprozessen

Degenerative Veränderungen lassen sich schon etwa 3 Monate nach Bestrahlung feststellen; nach Einwirkung großer Strahlendosen können sie von Frühschäden nicht immer klar abgegrenzt werden. Es handelt sich um eine Manifestation progressiv-degenerativer Prozesse, die auf Gewebs*hypoplasie* und Ödembildung infolge der primären Zerstörung von Parenchymzellen zurückgeht. Auf diesem Boden entwickeln sich unter Beteiligung von *Gefäßwandveränderungen* (Endarteritis, Sklerose, intravaskuläre Thrombose, Teleangiektasien, Eiweißablagerungen in der Gefäßumgebung) Ischämie und *Fibrose*.

Zu den degenerativen Veränderungen gehört auch die *radiogene Katarakt*, ein direkter Strahlenspätschaden der Augenlinse, der durch Abschirmung des Auges während der Bestrahlung verhindert werden kann. Er tritt 2–3 Jahre (mittlere Latenzzeit) nach Röntgen- und γ-Strahldosen von 4–5 Gy (400–500 rd) (Schwellenwert) und mehr auf; Neutronenstrahlen wirken erheblich stärker. Mit zunehmendem Alter wird die Augenlinse strahlenempfindlicher.

Die *Beschleunigung von Alterungsprozessen* nach Strahlenbelastungen über 0,5–1 Gy (50–100 rd) wurde im Tierversuch nachgewiesen. In Übereinstimmung damit wurde für den Menschen gefunden, daß die Lebenserwartung der Radiologen in den USA im Vergleich zu Nichtradiologen und zur Gesamtbevölkerung in den ersten Jahrzehnten des Jahrhunderts herabgesetzt war. Dieser Unterschied ließ sich später, nachdem die vormals hohe berufliche Strahlenbelastung der Radiologen in den USA stark reduziert worden war, nicht mehr feststellen. Auch nach therapeutischer und diagnostischer Strahlenanwendung wurde keine verminderte Lebensdauer gefunden. Eine Beschleunigung von Alterungsvorgängen durch die gesetzlich zulässige, zivilisatorische Strahlenbelastung ist deshalb unwahrscheinlich.

2.5.2 Maligne Neoplasien

> Entstehung und Häufigkeit von Leukämien nach Bestrahlung
> Entstehung anderer Tumoren (z. B. Hautkarzinom, Lungenkarzinom); Begriff der Latenzzeit

Die *Leukämie* ist die maligne Neoplasie, die bei Mensch und Tier nach Bestrahlung am häufigsten und frühesten auftritt. Sie wurde nach langdauernder beruflicher und nach medizinischer Strahlenbelastung sowie nach Strahlenunfällen und -katastrophen festgestellt. Von seiten der Strahlentherapie besteht ein erhöhtes Leukämierisiko für die ankylosierende Spondylitis (Morbus Bechterew) und die Lymphogranulomatose, ferner für die ^{131}J-Therapie des Schilddrüsenkarzinoms. Für die Strahlendiagnostik ergab sich eine etwas erhöhte Leukämieanfälligkeit von Kindern, die während der Schwangerschaft im Mutterleib strahlenbelastet worden waren. Die aufschlußreichsten Ergebnisse wurden bei den Überlebenden der Atombombenabwürfe auf Hiroshima und Nagasaki erhoben. Latenzzeit und Häufigkeit der Leukämieinduktion erwiesen sich als dosisabhängig. Ferner fand sich eine gleichartige Geschlechts- und Altersabhängigkeit wie bei der Spontanleukämie. Auch die Strahlenleukämie wurde bei Männern häufiger induziert als bei Frauen und bei Kindern und Jugendlichen häufiger als bei Erwachsenen. Aufgrund der derzeitigen Kenntnisse über die Strahleninduktion der Leukämie rechnet man mit 1–2 zusätzlichen Fällen pro 0,01 Sv (1 rem) pro Jahr und pro 1 Million Personen (Spontanwert 50 Fälle). Das erhöhte Risiko erstreckt sich auf 10 Jahre, so daß sich auf 1 Million Menschen insgesamt etwa 10–20 zusätzliche Leukämiefälle durch eine zusätzliche Belastung mit 0,01 Sv (1 rem) ergeben.

Die *karzinogene Strahlenwirkung* wurde in der Frühzeit der medizinischen Strahlenanwendung entdeckt, als Radiologen und Röntgentechniker im Bereich der Hände und Unterarme häufig an *Hautkarzinomen* erkrankten. Sie hatten sich in Unkenntnis möglicher Spätwirkungen im Laufe ihrer Tätigkeit chronisch mit erheblichen Strahlendosen belastet. Die Hautkarzinome sind Plattenepithelkarzinome; sie entwickeln sich auf dem Boden der unter Ziffer 2.3.5 beschriebenen Hautveränderungen.

Strahleninduzierte *Lungen- und Bronchialkarzinome* sind viel länger bekannt als die Strahlen selbst. Schon im Mittelalter wütete im sächsischen Erzgebirge (Joachimsthal, Schneeberg, Aue u. a.), in dem uranhaltiges Gestein (Uranpechblende) abgebaut wird, die „Bergmannskrankheit". Sie wurde später als Lungen- bzw. Bronchialkarzinom (Schneeberger Lungenkrebs) erkannt, das durch die Einatmung radioaktiven Staubes und radioaktiver Gase (Uranzerfallsprodukte; Radon und Radonspaltprodukte) hervorgerufen wird. Das Lungenkrebsrisiko ist in Uranbergwerken heute noch deutlich erhöht. Da in uranhaltigen Erzen auch kanzerogene Metalle (Arsen, Kobalt u. a.) vorkommen, wird im Hinblick auf die Strahlenbelastung an eine Kokarzinogenese gedacht.

Die bei den japanischen Atombombenüberlebenden durchgeführten Untersuchungen haben gezeigt, daß fast alle beim Menschen spontan auftretenden Karzinome auch durch Bestrahlung hervorgerufen werden können. Bemerkenswert ist, daß strahleninduzierte Malignome sich weder histologisch noch in bezug auf die Verteilung auf verschiedene Altersstufen, Geschlechter und Tierarten von Spontantumoren und chemisch induzierten Tumoren unterscheiden. Es ist deshalb praktisch unmöglich, im Einzelfall einen ursächlichen Zusammenhang zwischen Karzinomentstehung und Strahlenbelastung festzustellen. Ein solcher Zusammenhang könnte allenfalls eine gewisse Wahrscheinlichkeit beanspruchen, wenn in der Vorgeschichte ungewöhnlich hohe Strahlenbelastungen (z. B. durch Strahlenunfälle und -katastrophen) nachweisbar wären. Aufgrund der derzeitigen Kenntnisse erscheint bei einer Ganzkörperbelastung von 1 Million Personen mit jeweils 0,01 Sv (1 rem) eine zusätzliche Induktion von etwa 100 malignen Neoplasmen möglich.

Die *Latenzperiode* ist die Zeit zwischen der Strahleneinwirkung und dem Auftreten der dadurch induzierten malignen Erkrankung, also des Tumors. Beim Menschen kann diese Periode sich von wenigen Jahren bis zu mehreren Jahrzehnten erstrecken. Die maligne Transformation der Zelle muß im Augenblick der Bestrahlung vor sich gehen. Die Natur dieser initialen Veränderung ist nicht bekannt; es wird eine Schädigung des genetischen Materials der Zelle vermutet. Anscheinend ist ein zweiter provozierender Reiz erforderlich, um das Karzinomwachstum schließlich auszulösen.

2.6 Strahlenwirkung auf die pränatale Entwicklung

> Keimabtötung bei Bestrahlung vor der Implantation; Möglichkeit des Auftretens von Mißbildungen bei Bestrahlung während der Organogenese; Wachstumsstörungen und Induktion von Neoplasien bei Bestrahlung während der Fetalperiode und der postnatalen Wachstumsperiode

Embryonen weisen eine größenordnungsmäßig um 100–1000mal höhere Strahlenempfindlichkeit als adulte Stadien auf. Damit stellen teratogene

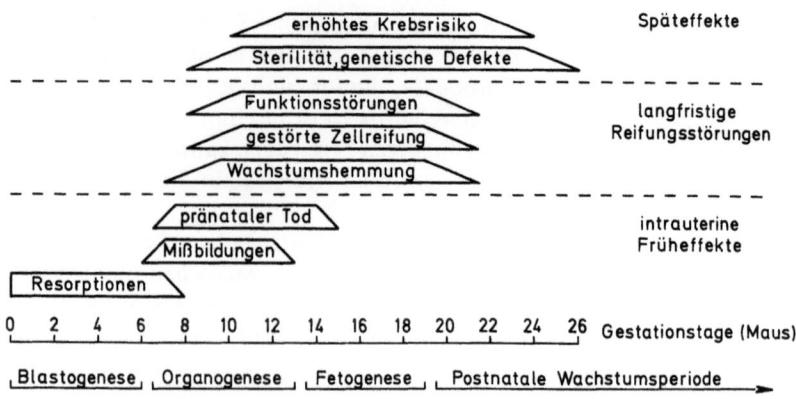

Abb. 2.14. Induktionsphasen für teratogene Strahlenwirkungen bei der Maus

Effekte von allen strahlenbiologischen Reaktionsketten die schwächsten Glieder dar und sind aus der Sicht des Strahlenschutzes von höchster Relevanz. Trotz zahlreicher Einzelbefunde über strahlenbedingte Fruchtschädigungen beim Menschen lassen sich hieraus keine gesicherten Dosis-Wirkungs-Beziehungen ableiten. Tierexperimentelle Daten sind daher unverzichtbar. Sie geben über die anstehenden Fragen weitgehenden Aufschluß, solange die in entwicklungsanalogen Stadien ausgelösten Schädigungen verglichen werden.

Es können drei Sammelgruppen von teratogenen Effekten unterschieden werden: Intrauterine Früheffekte, langfristige Reifungsstörungen und Späteffekte (Abb. 2.14). Die Phasen der Induzierbarkeit sind bei den verschiedenen Schädigungsformen vielfach überlagert. Allein bei den bisher vornehmlich betrachteten *Mißbildungen* besteht ein enger zeitlicher Zusammenhang zwischen der Differenzierung einer bestimmten Organanlage und der Auslösung einer entsprechenden Mißbildungsart.

Werden nur die groben Mißbildungen und die Keimletalität als Beurteilungskriterium herangezogen, so zeichnen sich sowohl nach Art als auch nach Ausmaß der Schädigung erhebliche phasenbedingte Sensibilitätsunterschiede ab (Abb. 2.15). Die Mißbildungsanfälligkeit ist bei der Maus um den 10. Tag post conceptionem (p. c. 29. Gestationstag des Menschen) am größten und sinkt zum 13. Tag p. c. (41. Gestationstag des Menschen) steil ab. Das numerisch höchste Risiko (*Keimtod*) besteht in der Zeit zwischen der Befruchtung und der frühen Neurogenese. Allerdings sollten die sich hieraus ergebenden Konsequenzen im Zusammenhang mit der bei Frühstadien gleichzeitig bestehenden Tendenz zur Eigenselektion und Restitutio ad integrum (ähnlich einer Alles-oder-Nichts-Reaktion) betrachtet werden. Unter diesem Aspekt stellen die in fortgeschrittenen Entwick-

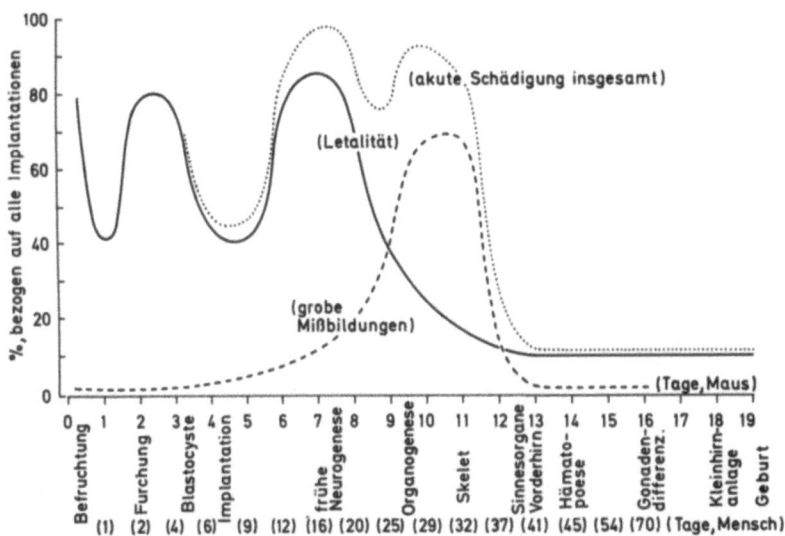

Abb. 2.15. Phasenabhängigkeit intrauteriner Schädigungen nach akuter Röntgenbestrahlung mit 2 Gy

lungsstadien induzierbaren Späteffekte und Reifungsstörungen ein bisher unterschätztes Risiko dar, da ihre Manifestation durch verringerte Letalität bei geringerem Ausgleichsvermögen begünstigt wird.

Nach Tierversuchen liegt der untere Dosis-Wirkungs-Bereich hinsichtlich Keimletalität und Mißbildungen für die gefährlichsten Entwicklungsstadien um 0,05 Gy (5 rd). Für den Menschen ist aufgrund von Einzelbefunden und tierexperimentellen Daten eine Verdoppelung der Spontanrate an kongenitalen Defekten (2-4%) nach einer Strahlenbelastung mit etwa 0,2 Gy (20 rd) anzunehmen. Unter Berücksichtigung dieser Daten empfehlen internationale Schutzgremien keinen Schwangerschaftsabbruch, solange eine unbeabsichtigte oder aus vitaler Indikation unvermeidbare Strahlenbelastung unterhalb 0,1 Sv (10 rem) liegt. Die gesetzlichen Bestimmungen über eine medizinische Strahlenanwendung bei bestehender Schwangerschaft sind weitaus strenger gefaßt (s. § 27 der RöV, 3.3.1, S. 76). Anlaß, eine Strahlenbelastung während der Schwangerschaft gänzlich zu vermeiden, ergibt sich vor allem aus Statistiken über ein erhöhtes *karzinogenes Risiko* (Risikofaktor um 1,5) bei Kindern, die in utero bei röntgendiagnostischen Aufnahmen ihrer Mütter mit exponiert waren.

Eine unbeabsichtigte Exposition läßt sich im Falle einer noch nicht bekannten Schwangerschaft weitgehend ausschließen, wenn eine Strahlenbehandlung bei Frauen im gebärfähigen Alter grundsätzlich während der ersten Zyklushälfte durchgeführt wird (10-Tage-Regel). Andererseits sollten jedoch gegen unabwendbare röntgendiagnostische Maßnahmen in Abwägung gegenüber einer anderweitig größeren Gefährdung von Mutter oder Kind keine Bedenken erhoben werden.

2.7 Genetische Strahlenwirkung

2.7.1 Strahlenbedingte Mutationen; Verdopplungsdosis

> Strahlenbedingte Mutationen in Körper- und in Keimzellen
> Abhängigkeit der Empfindlichkeit für Strahlenschäden vom Entwicklungsstadium der Keimzellen; Begriff und Bereich der Verdopplungsdosis für Mutationen, „genetisch signifikante Dosis"

Die durch Basensequenzen in der chromosomalen DNA festgelegte Erbinformation wird in den Geschlechtszellen über viele Generationen (Keimbahn) relativ unverändert weitergegeben. Sie dient in den *Körperzellen* (während des individualen Lebens) letztlich der Steuerung aller Lebensläufe. Geschlechtszellen und Körperzellen haben identische Genorte (Loci). Einer Verfälschung oder einem Verlust der genetischen Information können punktartige DNA-Schädigungen, intrachromosomale Schädigungen oder Abweichungen im Chromosomensatz zugrunde liegen. Dementsprechend lassen sich verschiedene Formen von Gen-, Chromosomen- und Genommutationen unterscheiden (Abb. 2.16). Die Mutationsformen sind in den Keimzellen und Körperzellen prinzipiell gleich.

Somatische Mutationen kommen vor allem im Zellerneuerungssystem (z. B. bei der Hämatopoese) oder während der Keimesentwicklung zum Tragen, wenn ein Verbreitungseffekt gewährleistet ist. Im spiralisierten Zustand (Mitosestadien) lassen sich sowohl Genom- als auch Chromosomenmutationen lichtmikroskopisch erkennen. Die an Lymphozyten bis in Dosisbereiche von weniger als 0,1 Gy (10 rd) nachweisbaren Chromosomenaberrationen (z. B. dizentrische Chromosomen, azentrische Fragmente, Ringchromosomen) ermöglichen eine biologische Strahlendosimetrie und sind vor allem in der Arbeitsmedizin von großer praktischer Bedeutung. Chromosomenaberrationen und Genommutationen verursachen im Verlaufe der Keimesentwicklung je nach Ausprägungsgrad kongenitale Mißbildungen oder eine Entwicklungsunterbrechung.

Im Gegensatz zu den nur für das Individualleben relevanten somatischen Mutationen können *Keimzellmutationen,* die keine entwicklungsphysiologisch limitierende Wirkung haben, auf die nachfolgende Generation übertragen werden. Ihre Multiplikationsmöglichkeit ist jedoch nicht unbe-

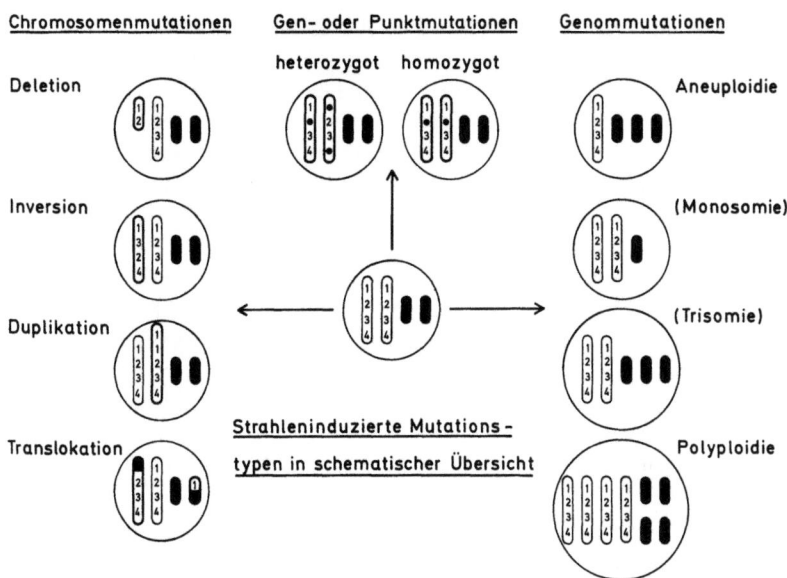

Abb. 2.16. Strahlenmutationen in schematischer Darstellung. *Zahlen* symbolisieren Genorte, *Punkte* defekte Genorte

grenzt, da Mutationsträger „im Kampf ums Dasein" mehrheitlich benachteiligt sind. In einer strahlenexponierten Population wird sich daher nach einigen Generationen, vergleichbar mit einem egalisierten Zu- und Ablauf in einem Überlaufgefäß, ein Gleichgewicht zwischen Mutationszugang und Mutationselimination einstellen. Angesichts dieser für den Menschen unübersehbaren Zeiträume sowie wegen der statistisch erforderlichen Individuenzahlen (die spontane Mutationshäufigkeit liegt größenordnungsmäßig bei 10^{-6}) wird verständlich, daß Strahlenmutationen beim Menschen bisher nicht nachweisbar waren. Die Risikoabschätzung neueren Datums stützt sich überwiegend auf Experimentalbefunde an Mäusen. Sie stehen dem Menschen in ihrer Chromosomenausstattung relativ nahe. Die Zahl der funktionellen Geneinheiten wird bei der Maus auf 25 000 und beim Menschen auf 30 000 geschätzt.

Die spontane Mutationsrate stellt die wichtigste Bezugsgröße bei der Quantifizierung des genetischen Risikos dar. Nach dem BEIR-Bericht (1972) beträgt die spontane Mutationsrate des Menschen für rezessive Gene 0,5 bis $5,0 \times 10^{-6}$/Genort. Spezifische Genortmutationen nehmen bei der Maus pro 0,01 Gy (1 rd) um $0,25 \times 10^{-7}$ Fälle zu. Dies ist 1/20 bis 1/200 der spontanen Mutationsrate. Bestrahlungen mit 0,2–2 Gy (20–200 rd) würden demnach die spontane Mutationsrate verdoppeln. Der UNSCEAR-Bericht (1977) legt 1 Gy (100 rd) als durchschnittliche

Verdoppelungsdosis für den Menschen zugrunde. Dieser Wert bezieht sich auf die Dauerstadien der Keimzellen (Spermatogonien, Oozyten), auf eine langfristige Bestrahlung bei niedrigem LET und bei geringer Dosisleistung unter Berücksichtigung eines Zeitfaktors von 3 und auf ein bestehendes Mutationsgleichgewicht. Für die erste Generation p. irr. wird eine um den Faktor 5 niedrigere Mutationsrate erwartet. Nach dem UNSCEAR-Bericht würde die gegenwärtige Gesamtzahl an Gen- und Chromosomenmutationen von 105 200 pro 10^6 Personen um 6% in der F_1-Generation und um 17% im genetischen Gleichgewicht ansteigen, wenn pro Generation 1 Gy (100 rd) einwirkt. Die jährliche natürliche Umweltbelastung und die derzeitige *„genetisch signifikante Dosis"* (s. 3.2) sind größenordnungsmäßig 100mal kleiner als die Verdopplungsdosis.

Die aufgeführten Zahlenangaben dürfen nicht über grundsätzliche Beurteilungsschwierigkeiten hinwegtäuschen. Bei den derzeitigen Diskussionen wird vor allem übersehen, daß das Mutationsrisiko bei umweltrelevanten Strahlendosen selbst tierexperimentell nicht überprüfbar ist. Es liegt bereits wenig unterhalb der Verdopplungsdosen im Extrapolationsbereich von Dosis-Wirkungs-Kurven, die ihrerseits wieder auf mehrdeutigen Daten beruhen. Nach neueren Erkenntnissen kommt einem linear-quadratischen Modell entsprechend der Gleichung

$$Y = \alpha D + \beta D^2,$$

(Y = Mutationsausbeute, D = Strahlendosis, α und β = lineare bzw. quadratische Reaktionskonstanten)

die größte Wahrscheinlichkeit zu. Die Dosis-Effekt-Kurven sind demnach in ihrem Anfangsteil von einer linearen und im Mittelteil von einer quadratischen Komponente geprägt, wenn locker ionisierende Strahlen einwirken (Abb. 2.17). Bei sehr geringer Dosisleistung, wie sie bei der Umweltbelastung möglich ist, dominiert insgesamt die lineare Komponente. Der auffallende Tatbestand einer rückläufigen Mutationsausbeute in einem „Sättigungsbereich" um 10 Gy (1000 rd) wird mit einer Selektion zugunsten resistenterer und weniger mutationsanfälliger Keimzellen erklärt. Andererseits erscheint denkbar, daß die mutationsanfällige Zellfraktion einer inhomogenen Population im untersten Dosis-Wirkungs-Bereich einen konvexen Kurvenverlauf bedingt.

Um den bestehenden Beurteilungsschwierigkeiten Rechnung zu tragen, werden Risikoabschätzungen in der Regel auf eine Extrapolationsgerade, die den Unsicherheitsbereich erweitert, bezogen (s. Abb. 2.17). Die Verlängerung der Extrapolationsgeraden in Richtung auf den Nullpunkt impliziert die Annahme, daß auch kleinste Strahlendosen eine mutagene Wirkung haben. Es ist jedoch darauf hinzuweisen, daß energiereiche Strahlen eine natürliche Umweltkomponente darstellen und sich im Verlaufe der Evolution spezifische Repairmechanismen herausgebildet haben

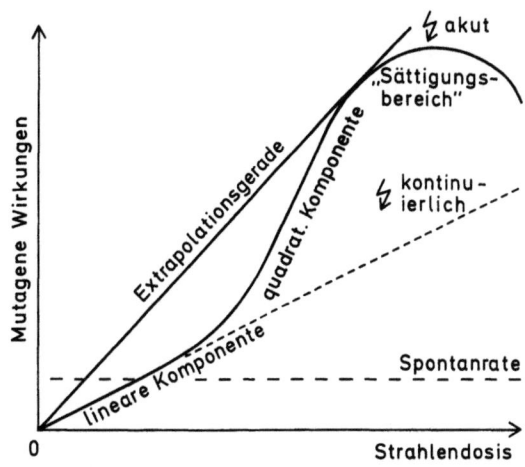

Abb. 2.17. Dosis-Wirkungs-Beziehungen bei der Strahlenmutagenese nach dem linear-quadratischen Modell und Risikoabschätzung durch eine Extrapolationsgerade

(s. 2.2.1). Allein die Keimbahn des nacheiszeitlichen Menschen war einer Umweltbelastung von weit über 10 Gy (1000 rd) ausgesetzt, ein Tatbestand, der auch die Annahme einer „praktischen" Schwellendosis rechtfertigt.

2.7.2 Zeitabhängigkeit

> Abhängigkeit der Mutationsrate von der zeitlichen Dosisverteilung und vom Zeitpunkt der Befruchtung nach erfolgter Bestrahlung

In Überlegungen zur Strahlenmutagenese müssen notwendigerweise das während der Keimzellreifung divergierende Sensibilitätsmuster von Mutabilität und Zellinaktivierung sowie die jeweilige Phasendauer einbezogen werden: Ruhende Spermatogonien vom Typ A_s zeichnen sich weder durch hohe Mutationsbereitschaft noch durch hohe Sensibilität aus, akkumulieren aber als Dauerstadien bei langfristiger Exposition die meisten Mutationen. Die extreme Strahlenempfindlichkeit aktivierter Spermatogonien (LD_{50} bei $0{,}2$ Gy $= 20$ rd) bedingt eine hohe Eigenselektion und kommt daher genetisch kaum zum Tragen. Im Spermatozyten- und Spermatidenstadium erreicht die Mutabilität (vor allem Chromosomenmutationen) trotz sinkender Verwundbarkeit ein Maximum, ist bei reifenden Spermien aber wieder rückläufig. Weibliche Keimzellen sind im frühen Oozytenstadium (Dauerstadium) nach dem 5. Lebensmonat (beim Menschen) am strahlenempfindlichsten [LD$_{50}$ bei 10 Tage alten Mäusen 0,08–0,09 Gy=8–9 rd (!)]. Dementsprechend hoch sind germinale Selektion und Mutationselimination. Eine kompensatorische Keimzellvermehrung ist im Gegensatz zum männlichen Geschlecht nicht möglich. Die Mutationsanfälligkeit nimmt mit fortschreitendem Reifungsgrad der Oozyten zu.

Aus den aufgezeigten Sensibilitätsmustern lassen sich praktische Konsequenzen ableiten: Nach einer Konzeptionsverhinderung für die Dauer eines Vierteljahres ist die Übertragung postspermatogonial induzierter Mutationen wegen des natürlichen Reifungsdurchganges der männlichen Keimzellen nicht mehr zu erwarten. Die dann vorliegenden Spermien stammen aus dem als relativ resistent eingestuften A$_s$-Stammzellpool. Die Oozyten unterliegen einer starken germinalen Selektion. Vermutlich verfügen sie jedoch gleichzeitig über ein ausgeprägtes genetisches Repairvermögen. Ein Zusammenwirken beider Mechanismen dürfte erklären, daß die Mutationsrate bei weiblichen Mäusen auf den Spontanwert zurückfällt, wenn eine *Befruchtung* erst sieben Wochen nach einer Strahlenexposition erfolgt. Es wird daher auch für Frauen nach vorliegender oder vermuteter Strahlenexposition eine zwischenzeitliche Enthaltsamkeit von einigen Monaten empfohlen.

Literatur

Andrews JR (1978) The radiobiology of human cancer radiotherapy. University Park Press, Baltimore

Hall EJ (1973) Radiobiology for the radiologist. Harper & Row, Hagerstown New York Evanstown San Francisco London

Hug O, Zuppinger A (Hrsg) (1972) Strahlenbiologie. In: Handbuch der medizinischen Radiologie, Bd II/3. Springer, Berlin Heidelberg New York

3 Grundlagen des Strahlenschutzes

3.1 Begründung für die Festlegung von Dosisgrenzwerten

> „Strahlenexposition von außen", „Strahlenexposition von innen",
> „Ganzkörperexposition" und „Teilkörperexposition"
> „natürliche Strahlenexposition" und deren Dosisbereich
> Begründung der Dosisgrenzwerte für beruflich strahlenexponierte
> Personen aufgrund des Strahlenrisikos (genetisches, kanzerogenes
> und teratogenes Risiko); Grenzwerte der Jahresaktivitätszufuhr

Der Fachnormenausschuß Radiologie hat u. a. folgende Begriffe auf dem Gebiet des Strahlenschutzes definiert (DIN 6814, Blatt 5).

Unter *Strahlenexposition* einer Person oder einer Bevölkerungsgruppe versteht man jeden Vorgang, durch den eine Körperdosis bei dieser Person bzw. Körperdosen bei Personen dieser Gruppe erzeugt werden. Der Begriff „Strahlenbelastung" anstelle von Strahlenexposition sollte nur verwendet werden, wenn man nachteilige Strahlenwirkungen betonen will.

Befinden sich die Strahlenquellen außerhalb des Körpers, so spricht man von *Strahlenexposition von außen*. Ist die Strahlenexposition durch in den Körper aufgenommene oder in ihm erzeugte radioaktive Stoffe hervorgerufen, so liegt *Strahlenexposition von innen* vor.

Für die folgenden Definitionen ist der Begriff des *kritischen Organs* von Bedeutung. Darunter versteht man dasjenige Organ oder Gewebe, in dem die relative Körperdosis oder die relative Inkorporationsaktivität den höchsten Wert erreicht. Dabei ist die relative Körperdosis das Verhältnis zwischen der tatsächlich in dem betreffenden Organ innerhalb einer anzugebenden Zeitspanne (z. B. 1 Jahr) erreichten Körperdosis und der höchstzugelassenen Körperdosis für dieses Organ. Entsprechend ist die relative Inkorporationsaktivität das Verhältnis zwischen der Aktivität des von einer Person tatsächlich inkorporierten radioaktiven Stoffes und der höchstzugelassenen Inkorporationsaktivität für diesen Stoff.

Bei der Strahlenexposition von außen einschließlich Kontamination der Haut kommen außer dem ganzen Körper u. a. als kritisches Organ in Betracht: die blutbildenden Gewebe, die Keimdrüsen und die Augenlinsen. Bei Strahlenexposition von innen kommen außer den blutbildenden Geweben, den Keimdrüsen und der Schilddrüse noch jedes andere innere Organ außer den vorgenannten in Betracht.

Von *Ganzkörperexposition* wird gesprochen, wenn durch die Strahlenexposition einer Person von außen (oder von innen) die relative Körperdosis (die relative Inkorporationsaktivität) in keinem der oben genannten Gewebe oder Körperteile höher ist als im ganzen Körper. Eine *Teilkörperexposition* von außen (von innen) liegt vor, wenn durch die Strahlenexposition einer Person eines der oben genannten Organe oder Körperteile (Körpergewebe) zum kritischen Organ wird. Beispiel für Teilkörperexposition von innen: Inkorporation von Radiojod. In diesem Fall wird hauptsächlich das Schilddrüsengewebe exponiert. Damit wird gegenüber Radiojodid die Schilddrüse zum kritischen Organ.

Man unterscheidet zwischen natürlicher und zivilisatorischer Strahlenexposition. Die *natürliche Strahlenexposition* ist die Strahlenexposition durch kosmische Strahlung und durch die Strahlung radioaktiver Stoffe, die in der Umgebung des Menschen und im menschlichen Körper natürlicherweise vorkommen. Alle anderen Fälle gehören zur *zivilisatorischen Strahlenexposition* (s. 3.2).

In der Tabelle 3.1 ist die mittlere *natürliche Strahlenexposition* des Menschen in der Bundesrepublik Deutschland in bezug auf die Gonaden zusammengestellt. Es muß betont werden, daß es sich bei den Angaben um Mittelwerte handelt. So steigt die kosmische Strahlungskomponente mit der Höhe an. Auch die terrestrische Strahlung ist von Ort zu Ort unterschiedlich stark und hängt von der geologischen Formation ab. Die dritte Komponente rührt hauptsächlich von dem natürlichen Radionuklid ^{40}K her.

Wie in dem Kapitel „Biologische Grundlagen" dargestellt ist, hat eine Strahlenexposition somatische und genetische Folgen. Bei den *somatischen Strahlenschäden* sind die Erzeugung von Krebs (s. 2.5.2) und die Entstehung von Entwicklungsstörungen bei der Leibesfrucht (s. 2.6) von Bedeutung. Während somatische Schäden sich nur an Personen auswirken, die selbst strahlenexponiert waren, können *genetische Strahlenschäden* an den Keimzellen deren unmittelbare und spätere Nachkommen betreffen.

Tabelle 3.1. Natürliche Strahlenexposition des Menschen in der Bundesrepublik Deutschland. Es ist die mittlere genetische Strahlenexposition angegeben. (Bericht des Bundesministers des Innern für das Jahr 1977)

Natürliche Strahlenexposition (gesamt)	ca. 1,1 mSv/a	(= 110 mrem/a)
Durch kosmische Strahlung in Meereshöhe	ca. 0,30 mSv/a	(30 mrem/a)
Durch terrestrische Strahlung von außen	ca. 0,50 mSv/a	(50 mrem/a)
Durch inkorporierte radioaktive Stoffe	ca. 0,30 mSv/a	(30 mrem/a)

Für eine Abschätzung des Strahlenrisikos hinsichtlich der Krebsbildung liegen Daten für den Menschen vor. Dies sind im wesentlichen Ergebnisse aus Untersuchungen an japanischen Atombombenopfern und an Patienten, die durch klinische Anwendung von Strahlen hohe Dosen erhielten. Dagegen gibt es nur wenige Daten beim Menschen über strahlenbedingte Entwicklungsstörungen und über genetische Defekte. Hier ist man zusätzlich auf Ergebnisse tierexperimenteller Untersuchungen angewiesen.

Krebsrisiko: Bei der strahleninduzierten Krebsbildung besteht die Schwierigkeit einer Risikoanalyse für beruflich strahlenexponierte Personen darin, daß nur ungenügende Daten für den Menschen im Dosisbereich unterhalb 0,1 Gy (10 rd) zur Verfügung stehen. Die Abschätzung besteht darin, daß man von Ergebnissen, die bei höheren Strahlendosen gewonnen wurden, auf den niederen Dosisbereich (0–0,1 Gy = 0–10 rd) extrapoliert. Dabei wird so vorgegangen, daß die pro Dosiseinheit induzierte Wirkung bei höheren Dosen derjenigen bei niedrigen Dosen gleichgesetzt wird (Annahme: lineare Extrapolation; es gibt keinen Schwellenwert). Man nimmt an, daß bei dieser Art des Vorgehens eine obere Grenze der Risikoabschätzung erhalten wird. Das „Wissenschaftliche Komitee der Vereinten Nationen über die Wirkungen atomarer Strahlen" (UNSCEAR-Report 1977) hält es für unwahrscheinlich, daß bei niedrigen Dosen das Risiko pro Dosiseinheit größer sein könnte als bei hohen Dosen. Es soll jedoch darauf hingewiesen werden, daß einige Wissenschaftler auch die Meinung vertreten, daß die lineare Extrapolation zu einer Unterschätzung der strahleninduzierten Krebsrate führen kann. Diese Ansicht geht davon aus, daß die Menschen eine heterogene Population mit einer gemischten Prädisposition für die Krebsentstehung darstellen.

In dem erwähnten Bericht der Vereinten Nationen wird als derzeitiges für beide Geschlechter und alle Altersstufen gemitteltes Gesamtrisiko für die Induktion einer tödlichen Krebserkrankung ein Wert von etwa 10^{-2} pro Gy (10^{-4} pro rd) für eine Strahlung mit niederem LET (Röntgen- oder γ-Strahlen) angegeben. Der Wert für die Induktion einer nicht tödlichen Krebserkrankung ist wahrscheinlich von gleicher Größenordnung. Die genannte Zahl bedeutet, daß von 10^6 Personen, die eine Ganzkörperbestrahlung mit einer Dosis von 1 Gy erhalten haben, etwa 10000 (bei 1 rd 100) Menschen zusätzlich zum spontanen Krebsrisiko (in der BRD ca. 19% aller Todesfälle) an einem bösartigen Krebs erkranken. Anders ausgedrückt: ein Mensch, der eine Ganzkörperbestrahlung von 1 Gy erhalten hat, besitzt ein um etwa 1:100 (bei 1 rd etwa 1:10000) erhöhtes Krebsrisiko.

Bei den genannten Risikoabschätzungen handelt es sich um Mittelwerte. Betrachtet man einzelne Krebsarten, so scheinen hohe Induktionsraten für Brustkrebs bei Frauen und für Krebs der Schilddrüse zu bestehen, obgleich die Mortalitätsrate im letzteren Fall gering ist. Ferner wurde gefunden, daß Bestrahlungen einer Leibesfrucht durch Röntgenuntersuchungen bei der Mutter im Beckenbereich während der Schwangerschaft zu einer erhöhten Häufigkeit bösartiger Erkrankungen während der Kindheit führen.

Risiko der Lebensverkürzung: Außer der durch Krebsbildung hervorgerufenen Lebensverkürzung ist eine unspezifische Verminderung der Lebenserwartung nicht auszuschließen. Jedoch reichen die für eine derartige Strahlenwirkung vorhandenen Daten nicht aus, um quantitative Risikoabschätzungen durchzuführen (ICRP Publication 8, 1966).

Strahlenbedingte Entwicklungsstörungen: Wie im Abschnitt „Strahlenwirkung auf die pränatale Entwicklung" (s. 2.6) gezeigt wird, sind die Folgen der Bestrahlung einer Leibesfrucht weitgehend vom Entwicklungsstadium zum Zeitpunkt der Bestrahlung abhängig. Als Risiken gibt es außer der oben erwähnten Krebsinduktion den Tod der Leibesfrucht und Mißbildungen. Aus sozialer Sicht sind Mißbildungen als das schwerwiegendste Risiko anzusehen. Als kleinste Dosis, die zu vereinzelten Mißbildungen führt, konnte im Tierexperiment 0,05 Gy (5 rd) bei Mäusen und 0,05–0,1 Gy (5–10 rd) bei Ratten ermittelt werden. Es gibt jedoch keine Daten, weder beim Mensch noch beim Tier, die zeigen, was bei Dosen um 0,01 Gy (1 rd) passiert. Verschiedene Untersuchungen über die Wirkungen bei bestrahlten Embryonen durch eine radiologische Anwendung – meistens im Bereich von einigen Hundertstel Gray (einige rd) – konnten keine Zunahme bei Mißbildungen nachweisen. Bei Strahlung mit niedrigem LET wird für den Dosisbereich von 0,10 bis 1 Gy (10–100 rd) ein Risikofaktor von etwa 10^{-1} pro Gy (10^{-3} pro rd) für jede Art von Mißbildungen angegeben (UNSCEAR-Report 1977). Der Gesetzgeber hat dem Risiko Rechnung getragen, indem für weibliche, beruflich strahlenexponierte Personen im gebärfähigen Alter bei einer Tätigkeit nach der Röntgenverordnung (s. 3.3.1) die Vierteljahresdosis maximal 15 mSv (1,5 rem), bei einer Tätigkeit nach der Strahlenschutzverordnung (s. 3.3.2) die Monatsdosis maximal 5 mSv (0,5 rem) betragen darf.

Genetisches Strahlenrisiko: Die Strahleneinwirkung kann zur Schädigung (Genmutation) der Keimzelle eines lebenden Organismus führen. Dominant letale und rezessive Mutationen sind die populationsgenetisch besonders kritischen Strahlenwirkungen. Eine Risikoabschätzung der Dosis, die eine Verdopplung der spontanen (natürlichen) Mutationsrate bei einer Strahlung mit niedrigem LET ergibt, hat zu Werten von 1 Gy = 100 rd (UNSCEAR-Report 1977) und 0,20–2 Gy = 20–200 rd (BEIR-Report 1972) geführt. Da der Anteil der mit ionisierenden Strahlen Beschäftigten in der Bundesrepublik Deutschland 0,05% der Bevölkerung beträgt, dürfte sich die Erhöhung der Mutationsrate bei den beruflich Strahlenexponierten nur geringfügig auswirken. Dagegen sind für den einzelnen Strahlenexponierten die schädlichen Folgen bei seinen ersten Nachkommen von unmittelbarem Interesse. Hier sei auf Tabelle 3.7 (s. S. 69) des nachfolgenden Abschnitts verwiesen, aus der die Größenordnung des genetischen Strahlenrisikos bei kleinen Strahlendosen ermittelt werden kann.

Das Risiko gegenüber bestimmten Strahlenschäden gilt nicht nur für eine Strahlenexposition von außen, sondern auch für eine Strahlenexposition von innen. Deswegen wurden *Grenzwerte der Jahresaktivitätszufuhr* von Radionukliden (s. Tabelle 3.9, S. 78) für beruflich strahlenexponierte Personen so festgesetzt, daß die maximal zulässigen Körperdosen nicht überschritten werden (s. Strahlenschutzverordnung 3.3.2, S. 80).

Bei der Festlegung von Dosisgrenzwerten für einen Teil der Bevölkerung muß immer ein Kompromiß zwischen Nutzen und Risiko geschlossen werden. Auf der einen Seite ist die Anwendung der Strahlen gerade in der Medizin von großem Nutzen. Andererseits bleibt es nicht aus, daß diejenigen, die mit den Strahlen zu tun haben, eine gewisse Strahlenbelastung erfahren. Es ist jedoch aus den angegebenen Daten erkennbar, daß die Risiken im niederen Dosisbereich gegenüber dem spontanen Auftreten von Krankheiten und Schäden als gering anzusehen sind. So sind Schäden für den beruflich Strahlenexponierten nach dem derzeitigen Stand der Kenntnis nur mit geringer Wahrscheinlichkeit zu erwarten.

In Tabelle 3.2 sind die Risiken in bezug auf die Lebenserwartung für bestimmte Lebenssituationen dem Risiko des beruflich Strahlenexponierten gegenübergestellt. Da in den meisten Fällen der beruflich Strahlenexponierte eine mittlere Jahresdosis von 5 mSv (500 mrem) oder weniger erhält (s. Tabelle 3.6, S. 68), ist dieser Wert für das 18.–65. Lebensjahr zugrunde gelegt.

Tabelle 3.2. Mittlerer Verlust der Lebenserwartung in Tagen durch verschiedene Ursachen für die Bevölkerung in den USA. (Nach Cohen BL, Lee I-S (1979) Health Physics 36/707)

Ursache	Tage
Beruflich strahlenexponiert (5 mSv/a)	40
Autounfall	207
Bergmann im Kohlenbergbau	1100
30% Übergewicht	1300
Zigaretten rauchen (Männer)	2250
Unverheiratet sein (Männer)	3500

3.2 Zivilisatorische Strahlenexposition

> Patienten: Größenordnung der Strahlenexposition bei röntgendiagnostischen und nuklearmedizinischen Untersuchungsverfahren (Röntgenaufnahme, Durchleuchtung)
> Personal: Größenordnung der Strahlenexposition im medizinischen und nichtmedizinischen Bereich
> „genetisch signifikante Dosis" in der Bundesrepublik durch Anwendung ionisierender Strahlen (z. B. Röntgendiagnostik, Technik)

In Tabelle 3.3 ist die Strahlenbelastung der Menschen in der Bundesrepublik Deutschland als genetisch signifikante Jahresdosis durch zivilisatorische Strahlenexposition zusammengestellt. Die mittlere *genetisch signifikante Dosis* pro Jahr ist definiert als Summe der individuellen jährlichen Gonadendosen, gewichtet nach der Kindererwartung, die für die Zeit nach der Strahlenexposition zu erwarten ist, dividiert durch die Gesamtzahl der Bevölkerung, der die von der Bestrahlung betroffenen Personen angehören. Wie man Tabelle 3.3 entnehmen kann, liefert die Medizin und zwar überwiegend die Röntgendiagnostik den größten Beitrag zur zivilisatorischen Strahlenbelastung.

In den Tabellen 3.4 und 3.5 sind Werte für einzelne röntgendiagnostische und nuklearmedizinische Maßnahmen zusammengestellt. Im Zusammenhang mit der Röntgendiagnostik muß darauf hingewiesen werden, daß eine Durchleuchtung i. a. eine größere Strahlenbelastung für den Patien-

Tabelle 3.3. Zivilisatorische Strahlenexposition des Menschen in der Bundesrepublik Deutschland. Es ist die mittlere genetisch signifikante Jahresdosis angegeben. (Bericht des Bundesministers des Innern für das Jahr 1977)

Zivilisatorische Strahlenexposition (gesamt)	ca. 0,6 mSv/a	(60 mrem/a)
Röntgendiagnostik	ca. 0,5 mSv/a	(50 mrem/a)
Nuklearmedizin	ca. 0,02 mSv/a	(2 mrem/a)
Strahlentherapie	<0,01 mSv/a	(1 mrem/a)
Durch beruflich Strahlenexponierte	<0,01 mSv/a	(1 mrem/a)
Verwendung radioaktiver Stoffe und ionisierender Strahlung in Forschung und Technik	<0,02 mSv/a	(2 mrem/a)
Durch „Fallout" von Kernwaffenversuchen	<0,01 mSv/a	(1 mrem/a)
Durch friedliche Nutzung der Kernenergie	<0,01 mSv/a	(1 mrem/a)

Tabelle 3.4. Mittlere Organdosen in mGy bei verschiedenen Röntgenuntersuchungen in Schweden 1976 (UNSCEAR-Report 1977)

Untersuchung	Ovarium mGy (mrd)	Testis mGy (mrd)	Knochenmark mGy (mrd)	Schilddrüse mGy (mrd)	Brust mGy (mrd)
Hüfte und Femur	3,7 (370)	15 (1500)	2,5 (250)	<0,01 (1)	<0,05 (5)
Becken	1,9 (190)	3,1 (310)	1,9 (190)	<0,01 (1)	<0,05 (5)
Lendenwirbelsäule	6,2 (620)	1,8 (180)	4,1 (410)	0,16 (16)	1,2 (120)
Urographie	8,8 (880)	3,3 (330)	2,4 (240)	0,38 (38)	5,4 (540)
Retrograde Pyelographie	8,0 (800)	13 (1300)	3,0 (300)	0,5 (50)	5,0 (500)
Magen, oberer Gastrointestinaltrakt	0,56 (56)	0,16 (16)	4,2 (420)	0,29 (29)	1,0 (100)
Kolon	7,0 (700)	5,3 (530)	9,4 (940)	0,1 (10)	0,27 (27)
Abdomen	2,0 (200)	2,0 (200)	3,0 (300)	0,03 (3)	0,11 (11)
Lungenaufnahme	<0,1 (10)	<0,1 (10)	0,9 (90)	1,0 (100)	2,0 (200)
Halswirbelsäule	<0,01 (1)	<0,01 (1)	0,38 (38)	1,4 (140)	<0,1 (10)
Cerebralangiographie	<0,1 (10)	<0,1 (10)	15 (1500)	3,0 (300)	<0,1 (10)

Tabelle 3.5. Strahlenbelastung bei verschiedenen nuklearmedizinischen Untersuchungen in Schweden 1974 (UNSCEAR-Report 1977)

Art der Untersuchung	Radionuklid	Aktivität (im Mittel) pro Untersuchung (μCi)	Kritisches Organ	Dosis pro Untersuchung in mGy (mrd)	
				Kritisches Organ	Gonaden
Schilddrüsenszintigraphie	^{131}J	86	Schilddrüse	1530 (153 000)	2,02 (202)
	^{125}J	25	Schilddrüse	185 (18 500)	0,10 (10)
Skeletszintigraphie	^{99m}Tc	8 670	Harnblase	17,65 (1 765)	1,35 (135)
Leberszintigraphie	^{99m}Tc	2 050	Leber	5,85 (585)	0,47 (47)
Knochenmarkszintigraphie	^{198}Au	833	Milz	350 (35 000)	4,10 (410)
Eisenstoffwechsel	^{59}Fe	6,9	Milz	10,50 (1 050)	1,00 (100)
Schilling-Test	^{57}Co	0,44	Leber	0,38 (38)	0,02 (2)

Tabelle 3.6. Mittlere Jahresdosen in rd von beruflich strahlenexponierten Personen in Medizin, Forschung und Industrie in einigen Ländern der Bundesrepublik Deutschland für die Jahre 1969 und 1974 (UNSCEAR-Report 1977)

Land	Medizin		Forschung		Industrie	
	1969 rd (mGy)	1974 rd (mGy)	1969 rd (mGy)	1974 rd (mGy)	1969 rd (mGy)	1974 rd (mGy)
Berlin	0,190 (1,9)	0,120 (1,2)	0,075 (0,75)	0,080 (0,8)	0,150 (1,5)	0,160 (1,6)
Hamburg	0,950 (9,5)	0,310 (3,1)	0,066 (0,66)	0,031 (0,31)	0,290 (2,9)	0,160 (1,6)
Niedersachsen	0,530 (5,3)	0,350 (3,5)	0,079 (0,79)	0,079 (0,79)	1,400 (14)	0,170 (1,7)

ten (und für den Arzt) bedeutet als eine Aufnahme. Ein Zahlenbeispiel aus Erhebungen in Japan für Magenuntersuchungen soll dies verdeutlichen. So betrug bei Aufnahmen im Mittel die Hautdosis 14 mGy (1,4 rd) bei Durchleuchtungen dagegen 85 mGy = 8,5 rd (UNSCEAR-Report, 1972). Deshalb fordert die Röntgenverordnung (s. 3.3.1), daß Röntgenaufnahmen den Durchleuchtungen vorzuziehen sind (§ 22).

Obwohl beruflich Strahlenexponierte höhere Jahresdosen erhalten als die übrige Bevölkerung, tragen sie auf Grund ihres geringen Anteils an der

Gesamtbevölkerung (0,05%) nur wenig zur genetischen Strahlenbelastung bei (s. Tabelle 3.3). Tabelle 3.6 zeigt die mittleren Jahresdosen für beruflich Strahlenexponierte. Man beachte, daß ein Trend zu einer Verringerung der Strahlenexposition zu erkennen ist, wobei für das Jahr 1974 im Mittel die Dosen unterhalb des zehnten Teils der maximal zulässigen Werte liegen.

Mit zunehmender Anwendung von ionisierenden Strahlen besteht die Gefahr, daß die genetische Strahlenbelastung der Bevölkerung unverhältnismäßig ansteigt. Deswegen haben internationale Strahlenschutzgremien empfohlen, daß die zivilisatorische Strahlenbelastung für einen mittleren fortpflanzungsfähigen Zeitraum von 30 Jahren eine *genetisch signifikante Dosis* von 0,05 Sv = 5 rem (nicht verwechseln mit 0,05 Sv = 5 rem pro Jahr für beruflich strahlenexponierte Personen im Kontrollbereich) nicht überschreitet. Bei diesem Wert bleibt die Strahlenbelastung durch medizinische Maßnahmen außer Betracht. Im Hinblick auf die Verdopplungsdosis der spontanen Mutationsrate von 1 Gy (100 rd) (s. S. 64), hält man die oben genannte Dosis von 0,05 Gy für vertretbar. Dieser Wert (1,7 mSv/a = 170 mrem/a) entspricht außerdem auch ungefähr der natürlichen Strahlenbelastung des Menschen von im Mittel 1,1 mSv/a = 110

Tabelle 3.7. Geschätzte Folgen einer Strahlenexposition von 0,05 Sv (5 rem) pro Generationszeit (30 Jahre) bei einer Population von 1 Million Menschen (BEIR-Report 1972)

Art der Krankheit	Gegenwärtiges Vorkommen	Wirkung von 0,05 Sv (5 rem) pro Generation	
		in der 1. Generation	im Gleichgewicht[a]
Dominante Krankheiten	10 000	50 – 500	250 – 2 500
Chromosomale und rezessive Krankheiten	10 000	relativ gering	sehr langsame Zunahme
Angeborene Anomalien	15 000		
Anomalien, die später auftreten	10 000	5 – 500	50 – 5 000
Konstitutionelle und degenerative Krankheiten	15 000		
Insgesamt	60 000	60 – 1 000	300 – 7 500

[a] „Im Gleichgewicht" bedeutet, daß die Population ständig dieser erhöhten Strahlenexposition ausgesetzt ist. Dabei nimmt einerseits die Zahl der Mutationen zu, andererseits erfolgt eine erhöhte Eliminierung der Mutationen

mrem/a (s. Tabelle 3.3). Die geschätzten Folgen einer Strahlenexposition von 0,05 Sv (5 rem) pro Generation sind in Tabelle 3.7 zusammengefaßt.

3.3 Strahlenschutzrecht

Das Atom- und Strahlenschutzrecht hat im wesentlichen zwei Zweckbestimmungen. Einmal sollen Rechtsvorschriften auf diesem Gebiet die Anwendung der Atomenergie und die Anwendung energiereicher Strahlen zum Nutzen der Menschen fördern [§ 1 (1) Atomgesetz]. Zum anderen hat die Gesetzgebung die Aufgabe, wegen der mit der Atomenergienutzung und Strahlenanwendung verbundenen Gefahren für einen möglichst weitgehenden Schutz der Menschen, der Sachgüter und der Umwelt zu sorgen [§ 1 (2) Atomgesetz]. Förderungs- und Schutzzweck stehen in einem gewissen Gegensatz zueinander. Legislative und Exekutive müssen zwischen dem Förderungs- und Schutzzweck eine Güterabwägung vornehmen. Aufgrund der Ermächtigungsvorschriften im Atomgesetz, hat die Bundesregierung u. a. im Jahr 1973 die „Verordnung über den Schutz vor Schäden durch Röntgenstrahlen" (Röntgenverordnung – RöV) und im Jahre 1976 die „Verordnung über den Schutz vor Schäden durch ionisierende Strahlen" (Strahlenschutzverordnung – StrlSchV) erlassen. Auch in der Medizin müssen Nutzen und Risiko bei der Anwendung ionisierender Strahlen gegeneinander abgewogen werden.

3.3.1 Röntgenverordnung (RöV)

> Anwendungsbereich: Röntgenanlagen, Störstrahler; Bedeutung von Kontroll- und Überwachungsbereich; höchstzugelassene Ganzkörper- und Teilkörperdosen (Dosisgrenzwerte) für beruflich strahlenexponierte Personen
> Pflicht zur Messung der Personendosis und Ortsdosisleistung; ärztliche Überwachung beruflich strahlenexponierter Personen; spezielle Regelungen zum Schutz des Patienten (z. B. Kinder, Jugendliche, Frauen im konzeptionsfähigen Alter und bei Gravidität); Protokollierungspflicht

Anwendungbereich

Der Anwendungsbereich der Verordnung erstreckt sich auf *Röntgeneinrichtungen* und *Störstrahler*, die Röntgenstrahlen mit einer Grenzenergie von mindestens 5 keV bis höchstens 3 MeV erzeugen (§1). Röntgeneinrichtungen mit Energien oberhalb von 3 MeV werden durch die Strahlenschutzverordnung (s. 3.3.2) erfaßt. Unter Störstrahler versteht man Anlagen, Geräte oder Vorrichtungen, in denen Röntgenstrahlen erzeugt werden, ohne daß sie zu diesem Zweck betrieben werden (z. B. Elektronenmikroskope, Fernsehgeräte).

Genehmigungsvorschriften

Die RöV unterwirft den Betrieb von Röntgeneinrichtungen in der Regel der Genehmigung (§ 3). Jedoch genügt für medizinische Röntgenbetriebe die Anzeige an die zuständige Behörde (§ 4), wenn
1. der Röntgenstrahler der Bauart nach zugelassen ist,
2. ein Sachverständiger festgestellt hat, daß ausreichender Strahlenschutz gewährleistet ist und
3. ausreichende Kenntnisse über den Strahlenschutz bei den für die Leitung und Beaufsichtigung verantwortlichen Personen vorliegt.

Unter anderem besitzt ausreichende Kenntnisse über den Strahlenschutz, wer die Ärztliche Prüfung aufgrund des Vierten oder Sechsten Abschnitts der Approbationsordnung für Ärzte vom 28. Oktober 1970 abgelegt hat [§ 4 (2)].

Technisch-organisatorischer Strahlenschutz

Wer eine Röntgeneinrichtung betreibt, ist für den Strahlenschutz verantwortlich (§ 11). Zu den Pflichten des *Strahlenschutzverantwortlichen* gehört u. a., die Strahlenbelastung von Personen oder der Allgemeinheit auch unterhalb der in der RöV genannten Grenzwerte so gering wie möglich zu halten (§ 12).
Die RöV kennzeichnet bestimmte Bereiche als *Kontroll-* und *Überwachungsbereiche* (§ 15). Diese Bereiche werden abgegrenzt, wenn zu besorgen ist, daß eine Person eine höhere Äquivalentdosis als 1,5 mSv (0,15 rem) im Jahr (Überwachungsbereich) oder als 15 mSv (1,5 rem) im Jahr (Kontrollbereich) erhalten kann. Die Einteilung der Bereiche ist in Abb. 3.1 dargestellt.
Neben diesen Bereichen gibt es in der RöV den Begriff *Röntgenraum* (§ 16). Dies ist ein in der Genehmigung oder in der Bescheinigung des Sachverständigen bezeichneter, allseitig umschlossener Raum. Eine Röntgeneinrichtung darf nur in einem Röntgenraum betrieben werden. Ausnahmen: Wenn der Zustand einer zu untersuchenden Person es zwingend erfordert, können auch außerhalb dieses Raumes Röntgenuntersuchungen durchgeführt werden; Röntgenreihenuntersuchungen.
Personen, die sich aufgrund ihrer Tätigkeit gewöhnlich in einem Kontrollbereich aufhalten, heißen *beruflich strahlenexponierte Personen*. Sie müssen halbjährlich belehrt werden.

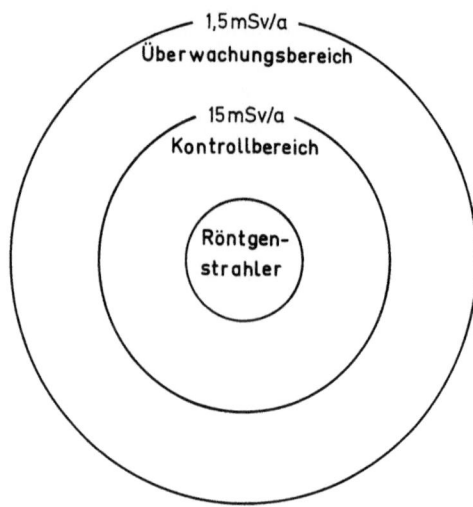

Abb. 3.1. Einteilung von Strahlenschutzbereichen nach der Röntgenverordnung

Besondere Vorschriften für den Kontroll- und Überwachungsbereich (§ 17) stellen sicher, daß *Dauereinrichtungen,* die dem Schutz beruflich strahlenexponierter Personen vor Röntgenstrahlen dienen, so beschaffen sind, daß die aufgenommene Äquivalentdosis durchschnittlich 1 mSv (0,1 rem) in der Woche nicht überschreiten kann. Ferner dürfen im Kontrollbereich von Röntgeneinrichtungen, die in Röntgenräumen betrieben werden, keine Arbeitsplätze (Ausnahme: Arbeitsplatz für Bedienung der Einrichtung), Verkehrswege oder Umkleidekabinen liegen.

Bei der Röntgenuntersuchung dürfen sich im Kontrollbereich außer dem Patienten nur die mit der Untersuchung befaßten Ärzte und/oder medizinisch-technischen (Radiologie-)Assistenten(-innen) aufhalten [§ 18 (1)]. Ferner auch Hilfskräfte, wenn sie über die erforderlichen Kenntnisse im Strahlenschutz verfügen. Kenntnisse im Strahlenschutz sind das Wissen über mögliche Strahlengefährdungen und die anzuwendenden Schutzmaßnahmen. Schwangere Frauen dürfen sich nicht im Kontrollbereich aufhalten, wenn sie nicht untersucht oder behandelt werden (s. jedoch „Anwendung von Röntgenstrahlen bei bestehender Schwangerschaft").

Alle Personen haben im Kontrollbereich eine ausreichende *Schutzkleidung* gegen Röntgenstrahlen zu tragen, soweit nicht durch eine Dauereinrichtung (s. oben) ein ausreichender Schutz gewährleistet ist (§ 19). Das gilt nicht für die zu untersuchende oder zu behandelnde Person (s. jedoch „Anwendung von Röntgenstrahlen auf den lebenden Menschen").

Vorschriften über die Strahlenbelastung

Die Vorschriften über die *höchstzulässige Strahlenbelastung* für beruflich strahlenexponierte Personen und andere Personen sind in der Tabelle 3.8 zusammengefaßt.

Eine *anderweitige Strahlenbelastung* durch ionisierende Strahlen im Beruf ist bei der Feststellung, ob die nach den §§ 32 bis 34 zulässigen Werte einzuhalten werden, einzubeziehen (§ 35).

Neben den in der Tabelle 3.8 aufgeführten Werten für beruflich Strahlenexponierte gibt es die Bestimmung über die *höchstzulässige Lebensalterdosis*. Die Vorschrift [§ 32 (2)] sieht vor, daß die von einer beruflich strahlenexponierten Person bis zu einem bestimmten Lebensalter tatsächlich aufgenommene Dosis höchstens 50 mSv (5 rem), vervielfacht mit der um 18 verminderten Zahl der Lebensjahre N betragen darf (Lebensalterdosis = $(N-18) \cdot 50$ mSv oder $(N-18) \cdot 5$ rem). Beispiel: Die höchstzulässige Lebensalterdosis beträgt bis zum vollendeten 40. Lebensjahr $(40-18) \cdot 0{,}05$ Sv $= 1{,}1$ Sv entsprechend $(40-18) \cdot 5$ rem $= 110$ rem. Die höchstzulässige Lebensalterdosis ist in der Regel die oberste Grenze der Strahlenbela-

Tabelle 3.8. Höchstzulässige Dosen nach der Röntgenverordnung

Personengruppe	Ganzkörper-exposition	Teilkörper-exposition (Hände, Unterarme, Füße, Knöchel)
Beruflich Strahlenexponierte (§ 32 und § 33)	50 mSv/Jahr (5 rem/a)	600 mSv/Jahr (60 rem/a)
Männer	30 mSv/13 Wochen (3 rem/13 Wo.)	150 mSv/13 Wochen (15 rem/13 Wo.)
Frauen im gebärfähigen Alter[a]	15 mSv/13 Wochen (1,5 rem/13 Wo.)	150 mSv/13 Wochen (15 rem/13 Wo.)
Andere Personen (§ 34):		
gelegentlich im Kontrollbereich	15 mSv/Jahr (1,5 rem/a)	15 mSv/Jahr (1,5 rem/a)
in Ausbildung unter 18 Jahren	5 mSv/Jahr (0,5 rem/a)	5 mSv/Jahr (0,5 rem/a)
im Überwachungsbereich	5 mSv/Jahr (0,5 rem/a)	5 mSv/Jahr (0,5 rem/a)

[a] Im Frühstadium der Schwangerschaft ist das Strahlenrisiko für die Leibesfrucht besonders hoch (s. 2.6). Deshalb ist bei beruflich strahlenexponierten Personen im gebärfähigen Alter wegen der Möglichkeit einer noch nicht erkannten Schwangerschaft die zulässige Dosis für 13 aufeinanderfolgende Wochen auf 15 mSv (1,5 rem) begrenzt

stung für eine beruflich strahlenexponierte Person. Andererseits können in der Vergangenheit nicht ausgeschöpfte höchstzulässige Jahresdosen in späteren Jahren noch erhalten werden. Im Extremfall ist damit eine jährliche Strahlenbelastung bis zu 0,12 Sv (12 rem) für männliche, beruflich strahlenexponierte Personen möglich.

Physikalische Kontrolle der Strahlenbelastung

Im Kontroll- und Überwachungsbereich der Röntgeneinrichtung ist die *Ortsdosis* oder *Ortsdosisleistung* (s. 1.3.3) zu messen (§ 39).
An Personen, die sich im Kontrollbereich aufhalten, sind die Strahlendosen (*Personendosen*) zu messen (§ 40). Diese Vorschrift gilt nicht für den Patienten. Bei beruflich Strahlenexponierten sind die Messungen am Körper nach zwei unabhängigen Verfahren vorzunehmen (z. B. Filmdosimeter und Stabdosimeter). Die eine Messung muß die jederzeitige Feststellung der Dosis ermöglichen (z. B. Stabdosimeter). Für nicht beruflich strahlenexponierte Personen genügt die Messung nach einem Verfahren.

Ärztliche Überwachung

Jede beruflich strahlenexponierte Person ist vor Beginn der Tätigkeit im Kontrollbereich von einem ermächtigten Arzt zu untersuchen (§ 42). Dies gilt auch für eine Weiterbeschäftigung nach jeweils einem Jahr.
Ist zu besorgen, daß eine Person im Zusammenhang mit einer Tätigkeit nach der RöV eine Einzeläquivalentdosis von mehr als 0,25 Sv (25 rem) oder bei einer Teilkörperexposition von mehr als 0,60 Sv (60 rem) erhalten hat, so ist sie unverzüglich einem ermächtigten Arzt vorzustellen (§ 45).

Anwendung von Röntgenstrahlen auf den lebenden Menschen

Die RöV enthält in den §§ 20–29 grundsätzliche Vorschriften für die medizinische Anwendung von Röntgenstrahlen auf den lebenden Menschen, die hauptsächlich dem Strahlenschutz des Patienten dienen.
„Anwendungsberechtigte Personen" sind grundsätzlich nur Ärzte (Zahnärzte) oder medizinisch-technische (Radiologie-)Assistenten(-innen). Hilfskräfte, die über die erforderlichen Kenntnisse im Strahlenschutz verfügen, dürfen nur unter ständiger Aufsicht und Verantwortung eines Arztes (Zahnarztes) Röntgenstrahlen anwenden. Die Anordnung, ob und in welcher Weise Röntgenstrahlen zur Untersuchung oder zur Behandlung auf den lebenden Menschen angewendet werden sollen, darf nur von einem Arzt (Zahnarzt) gegeben werden.
Die Vorschrift „Anwendungsbeschränkungen" besagt, daß Röntgenstrahlen auf den lebenden Menschen nur in Ausübung der Heilkunde oder in sonstigen durch Gesetz vorgesehenen oder zugelassenen Fällen angewen-

det werden dürfen. Der Schwerpunkt dieser Bestimmung soll jedoch auf „in Ausübung der Heilkunde" liegen.

Die Vorschrift „Allgemeine Grundsätze" soll sicherstellen, daß Untersuchungen oder Behandlungen mit Röntgenstrahlen nur durchgeführt werden, wenn nach Abwägung von Nutzen und Risiko eine Anwendung erforderlich ist. Die Anwendung hat so zu erfolgen, daß die Strahlenbelastung der zu untersuchenden oder zu behandelnden Person so gering wie möglich gehalten wird.

Der Radiologe ist verpflichtet, *Aufzeichnungen* über eine Befragung des Patienten und über die Röntgenuntersuchung oder -behandlung anzufertigen. Vor Beginn der Untersuchung oder Behandlung mit Röntgenstrahlen ist der Patient nach einer früheren Anwendung von ionisierenden Strahlen zu fragen. Weibliche Personen im gebärfähigen Alter sind auch über eine etwa bestehende *Schwangerschaft* zu befragen. Die Aufzeichnungen über die Röntgenbehandlungen müssen 30 Jahre nach der letzten Behandlung, über die Röntgenuntersuchungen 10 Jahre nach der letzten Untersuchung aufbewahrt werden. Über die Aufzeichnungen ist einem später behandelnden oder untersuchenden Arzt auf dessen Verlangen Auskunft zu erteilen.

Bei der *Röntgenbehandlung* muß ein Bestrahlungsplan einschließlich der Bestrahlungsbedingungen vor der Behandlung schriftlich festgelegt und von einem Arzt kontrolliert werden. Der Arzt hat die Einstellung des Bestrahlungsfeldes sowie die Einhaltung der Bestrahlungsbedingungen vor Beginn jeder einzelnen Bestrahlung zu überprüfen.

Eine Reihe von Vorschriften betreffen Einzelregelungen bei der Anwendung von Röntgenstrahlen. Von bestimmten Einzelregelungen kann jedoch aus zwingender ärztlicher Indikation abgewichen werden. Eine *Röntgendurchleuchtung* darf erst nach ausreichender Dunkelanpassung des Untersuchers vorgenommen werden, soweit nicht eine Einrichtung zur elektronischen Bildverstärkung benutzt wird. Bei *Röntgenuntersuchungen im Bereich des Kopfes* mit einem auf den Körper gerichteten Nutzstrahlenbündel oder bei *Röntgenuntersuchungen der Gliedmaßen* mit der Möglichkeit zur Mitbestrahlung von Teilen des Rumpfes ist den Untersuchten eine Schutzeinrichtung von mindestens 0,4 mm Bleigleichwert anzulegen.

Besonderer Schutz gilt den *Keimdrüsen*, der *Leibesfrucht* sowie den *Säuglingen*, *Kindern* und *Jugendlichen*. Bei Röntgenuntersuchungen sollten die Keimdrüsen (genetisches Strahlenrisiko) von Personen, deren Gebärfähigkeit oder Zeugungsfähigkeit nicht dauernd ausgeschlossen ist, nicht der direkten Strahlung ausgesetzt sein. Bei weiblichen Personen im gebärfähigen Alter dürfen Röntgenuntersuchungen der Beckenregion nur dann vorgenommen werden, wenn eine Schwangerschaft nicht wahrscheinlich ist (Befragung der Patientin s. oben). Um das Risiko einer Strahlenexposition von Frauen im Frühstadium der Schwangerschaft klein zu halten, sollten nach einer Empfehlung der Internationalen Strahlenschutzkommission (ICRP) Beckenuntersuchungen von Frauen im gebärfähigen Alter möglichst auf die ersten 10 Tage nach Beginn der Menstruation begrenzt werden.

Bei bestehender *Schwangerschaft* ist eine Röntgenuntersuchung und eine Röntgenbehandlung zu unterlassen. Von dem grundsätzlichen Verbot dieser Vorschrift kann bei Röntgenuntersuchungen aus Gründen zwingender ärztlicher Indikation abgewichen werden. In diesem Fall sind zum Schutz der Leibesfrucht alle Möglichkeiten einer Herabsetzung der Strahlenbelastung auszuschöpfen. Das Strahlenrisiko ist für die Leibesfrucht während der ersten Wochen der Schwangerschaft hinsichtlich der letalen oder teratogenen Wirkung besonders hoch (s. 2.6). Deshalb wird ferner vorgeschrieben, daß die von der Leibesfrucht während der beiden ersten Schwangerschaftsmonate aufgenommene Äquivalentdosis 10 mSv (= 1 rem) nicht überschreiten darf. Eine Überschreitung dieser Dosis ist nur bei vitaler Indikation erlaubt.

Das jugendliche Zellgewebe ist besonders strahlenempfindlich. Deshalb sind bei der Anwendung von Röntgenstrahlen auf Säuglinge, Kinder oder Jugendliche Alter, Körpergewicht und Körperoberfläche bei der Bemessung der physikalischen Eigenschaften des Nutzstrahlenbündels zu berücksichtigen. Bei der Röntgenbehandlung sind Keimdrüsen, Knochenmark, Zahnanlagen, Wachstumszonen des Knochens, Drüsen und Drüsenanlagen vor einer unmittelbaren Einwirkung des Nutzstrahlenbündels zu schützen. Bei Röntgenuntersuchungen dieses Personenkreises dürfen Beckenanteile nicht im Nutzstrahlenbündel liegen. Die Keimdrüsen sind gegen Röntgenstrahlen abzuschirmen.

3.3.2 Strahlenschutzverordnung (StrlSchV)

> Anwendungsbereich: Umgang mit radioaktiven Stoffen mit Aktivität oberhalb gesetzlicher Freigrenzen
> Bedeutung von Kontroll- und Überwachungsbereich
> Dosisgrenzwerte für Ganzkörper- und Teilkörperexpositionen bei beruflich strahlenexponierten Personen
> Pflicht zur Messung der Personendosis und Ortsdosisleistung
> ärztliche Überwachung beruflich strahlenexponierter Personen

Die Strahlenschutzverordnung umfaßt einleitende Vorschriften (§§ 1–2) mit Definition des sachlichen Geltungsbereiches und verwendeter Begriffe, Überwachungsvorschriften (§§ 3–27) zur Regelung behördlicher Genehmigungsverfahren sowie Schutzvorschriften (§§ 28–80) zur Festlegung allgemeiner, technischer und organisatorischer Schutzmaßnahmen. Im folgenden werden Inhalte mit Bezug zur medizinischen Anwendung hervorgehoben.

Geltungsbereich (§ 1): Die StrlSchV gilt für den Umgang mit radioaktiven Stoffen und für den Betrieb von Anlagen (Beschleunigern) zur Erzeugung ionisierender Strahlen, soweit diese nicht der RöV unterliegen.

Genehmigungspflicht (§ 3): Der Umgang mit radioaktiven Stoffen sowie der Betrieb von Anlagen zur Erzeugung ionisierender Strahlen erfordern eine Genehmigung. Genehmigungsvoraussetzung für Anwendungen im medizinischen Bereich sind vor allem Approbation und Strahlenschutzfachkunde des Antragstellers oder der von ihm bestellten Strahlenschutzbeauftragten.

Freigrenzen (§ 4, s. Beispiele in Tabelle 3.9) erleichtern den Umgang mit radioaktiven Stoffen geringer Aktivität. Bis zum Zehnfachen der Freigrenzen besteht lediglich eine Anzeigepflicht, unterhalb der Freigrenzen entfällt auch die Anzeigepflicht. Die Freigrenzen gelten jedoch nicht bei Verwendung radioaktiver Stoffe am Menschen oder in Arzneimitteln und Lebensmitteln.

Strahlenschutzgrundsatz (§ 28): Jede unnötige Strahlenexposition oder Kontamination von Personen, Sachgütern oder der Umwelt sind zu vermeiden.

Strahlenschutzverantwortlicher (§§ 29–31) ist grundsätzlich der Inhaber einer Umgangsgenehmigung. Er sowie die von ihm bestellten Strahlenschutzbeauftragten sind verpflichtet, die allgemeinen, technischen und organisatorischen Strahlenschutzmaßnahmen im Sinne der StrlSchV zu regeln.

Kennzeichnungspflicht (§ 35): Sperrbereiche und Kontrollbereiche müssen als solche und mit Strahlenwarnzeichen gekennzeichnet sein. Warnschilder mit der Aufschrift *Radioaktiv, Kontamination* oder *Vorsicht Strahlung* sind (sinngemäß) anzubringen auf Behältern für radioaktive Stoffe, in kontaminierten Bereichen oder an Bestrahlungsanlagen. Bei hohen Aktivitäten müssen spezifizierte Angaben über Art und Aktivität der Stoffe aus der Kennzeichnung hervorgehen.

Belehrung (§ 39): Personen, die (unter festgelegten Voraussetzungen) Zutritt zu Strahlenschutzbereichen haben, müssen halbjährlich Strahlenschutzbelehrungen erhalten. Ein Abdruck der StrlSchV ist auszuhängen.

Medizinische Anwendung (§§ 41–43): Radioaktive Stoffe und ionisierende Strahlen dürfen zur Untersuchung oder Behandlung unmittelbar am Menschen angewendet werden, wenn dies mit den Erfordernissen der medizi-

Tabelle 3.9. Zusammenstellung einiger in der Medizin verwendeter Radionuklide mit Angabe der Halbwertzeit $T_{½}$, der Strahlenart, der spezifischen Gammastrahlenkonstante Γ (s. 1.3.4) sowie Freigrenzen und Grenzwerte nach StrlSchV

Nuklid	$T_{½}$	Strahlen-art	Γ^b Rm²/h Ci	Freigrenze Bq	(mCi)	Grenzwerte (Bq/a) für Ingestion	Inhalation
^{3}H	12,3 a	β^-	–	$3,7 \cdot 10^6$	(100)	$2,6 \cdot 10^6$	$5,8 \cdot 10^6$
^{14}C	5570 a	β^-	–	$3,7 \cdot 10^5$	(10)	$1,9 \cdot 10^6$	$1,4 \cdot 10^6$
^{32}P	14,3 d	β^-	–	$3,7 \cdot 10^5$	(10)	$4,0 \cdot 10^4$	$3,4 \cdot 10^4$
^{59}Fe	45,1 d	β^-, γ	0,68	$3,7 \cdot 10^4$	(1)	$2,9 \cdot 10^4$	$9,6 \cdot 10^4$
^{60}Co	5,3 a	β^-, γ	1,32	$3,7 \cdot 10^4$	(1)	$4,9 \cdot 10^3$	$6,0 \cdot 10^4$
^{90}Sr	28 a	β^-	–	$3,7 \cdot 10^3$	(0,1)	$6,6 \cdot 10^2$	$7,2 \cdot 10^2$
^{99m}Tc	6,0 h	γ	0,07	$3,7 \cdot 10^6$	(100)	$7,8 \cdot 10^6$	$4,9 \cdot 10^6$
^{131}J	8,1 d	β^-, γ	0,21	$3,7 \cdot 10^4$	(1)	$2,4 \cdot 10^3$	$1,8 \cdot 10^3$
^{226}Ra	1620 a	α, γ	0,83 [a]	$3,7 \cdot 10^3$	(0,1)	$1,6 \cdot 10^1$	$2,2 \cdot 10^1$

[a] Für umschlossenes Präparat mit Strahlung der Folgeprodukte
[b] 1 Rm²/hCi = $1,937 \cdot 10^{-18}$ Cm²/Rg (SI-Einheiten)

nischen Wissenschaft zu vereinbaren ist. Die Vorschriften über Dosisgrenzwerte und physikalische Strahlenschutzkontrollen (s. unten) sind dem Patienten gegenüber nicht anzuwenden (§ 28). Es sind jedoch *Aufzeichnungen über Patienten* (§ 43) anzufertigen, insbesondere über die Ergebnisse einer Patientenbefragung (Vermeidung unnötiger Doppelanwendungen!) einschließlich einer Protokollierung aller Daten, die zur Ermittlung der Körperdosen wichtig sind. Bei der Anwendung radioaktiver Stoffe an Probanden in der medizinischen Forschung gelten spezielle Schutzvorschriften (§ 41).

Beruflich strahlenexponierte Personen (§ 2) sind Personen, die bei ihrer Berufsausübung oder Berufsausbildung Körperdosen von mehr als 1/10 der Werte der Tabelle 3.10 (A) erhalten können. Die oberen *Grenzwerte der Körperdosen* (§ 49, s. Tabelle 3.10) sind nach Körperbereichen getrennt

Tabelle 3.10. Grenzwerte der Körperdosen für beruflich strahlenexponierte Personen (StrlSchV, Anlage X)

Körperbereich	Beruflich strahlenexponierte Person der Kategorie A im Kalenderjahr	Beruflich strahlenexponierte Person der Kategorie B im Kalenderjahr
	A Körperdosis in mSv (rem)	B Körperdosis in mSv (rem)
1. Ganzkörper, Knochenmark, Gonaden, Uterus	50 (5)	15 (1,5)
2. Hände, Unterarme, Füße, Unterschenkel, Knöchel einschließlich der dazugehörigen Haut	600 (60)	200 (20)
3. Haut, falls nur diese der Strahlenexposition unterliegt, ausgenommen die Haut der Hände, Unterarme, Füße, Unterschenkel und Knöchel	300 (30)	100 (10)
4. Knochen, Schilddrüse	300 (30)	100 (10)
5. Andere Organe	150 (15)	50 (5)

festgelegt worden und sehen eine Unterscheidung in beruflich strahlenexponierte Personen der Kategorie A und Kategorie B vor.

Neben den Grenzwerten der Tabelle 3.10 gelten die folgenden Einschränkungen:
- höchstens 1/2 der Werte der Tabelle 3.10 im Vierteljahr,
- höchstens 5 mSv (0,5 rem) Gonadendosis im Monat für gebärfähige Frauen unter 45 Jahren,
- höchstens 1/10 der Werte der Tabelle 3.10 (A) für Jugendliche unter 18 Jahren.

Für nicht beruflich strahlenexponierte Personen betragen die höchstzulässigen Körperdosen:
- 1/10 der Werte der Tabelle 3.10 (A) innerhalb von Strahlenschutzbereichen,
- 3/500 der Werte der Tabelle 3.10 (A) auf allgemeinem Staatsgebiet.

Die (nicht limitierte) Strahlenbelastung einer Person als Patient bei ärztlichen Untersuchungen oder Behandlungen sowie die natürliche Strahlenexposition sind bei der Ermittlung der Körperdosen nicht zu berücksichtigen (§ 28).

Die *Inkorporation radioaktiver Stoffe* (§ 52) ist bereits durch die festgelegten Grenzwerte der Körperdosen limitiert. Die abgeleiteten oberen Grenzwerte der Jahresaktivitätszufuhr für Inhalation und Ingestion einzelner Radionuklide (Beispiele s. Tabelle 3.9) entsprechen den Dosisgrenzwerten für Einzelpersonen auf allgemeinem Staatsgebiet. Höhere Grenzwerte der Inkorporation von Radionukliden gelten für beruflich strahlenexponierte Personen der Kategorie A (Faktor 500/3) und der Kategorie B (Faktor 50).

Strahlenschutzbereiche (§§ 2, 57–61) und Dosiswerte für die Abgrenzung zwischen den Bereichen sind in folgendem Schema festgelegt:

Bereich	Grenze
Sperrbereich	→ 3 mSv/h (0,3 rem/h) Ortsdosisleistung
Kontrollbereich	→ 15 mSv (1,5 rem) Ganzkörperdosis pro Berufsjahr; $^3/_{10}$ der Werte Tabelle 3.10 (A) bei Aufenthalt von 40 h/Woche
Betrieblicher Überwachungsbereich	→ 5 mSv (0,5 rem) Ganzkörperdosis pro Jahr; $^1/_{10}$ der Werte Tabelle 3.10 (A)
Außerbetrieblicher Überwachungsbereich	→ 1,5 mSv (0,15 rem) Ganzkörperdosis pro Jahr; 5 mSv (0,5 rem) mit Genehmigung
Allgemeines Staatsgebiet	→ 0,3 mSv (30 mrem) Ganzkörperdosis pro Jahr; $^3/_{500}$ der Werte Tabelle 3.10 (A)

Sperrbereiche sind Teil eines Kontrollbereiches und dürfen nur aus zwingenden Gründen unter Aufsicht fachkundiger Personen betreten werden. In Kontrollbereichen bestehen *Tätigkeitsverbote* (§ 56) für folgende Personen:
- Jugendliche unter 18 Jahren (Berufsausbildung ausgenommen),
- schwangere Frauen,
- stillende Frauen, wenn mit offenen radioaktiven Stoffen umgegangen wird.

Die Begrenzung der Strahlenbelastung innerhalb allgemeiner Staatsgebiete auf 0,3 mSv (30 mrem) pro Jahr stellt das grundlegende Schutzziel der StrlSchV dar. Zum Zweck der Einhaltung dieses Grenzwertes gelten besondere Vorschriften in bezug auf die zu kontrollierende Ableitung radioaktiver Stoffe über Luft und Wasser (§ 46), die Behandlung radioaktiver Abfälle (§ 47) und die Umgebungsüberwachung (§ 48).

Bestrahlungsräume (§ 59) für medizinische Strahlenanwendung im Geltungsbereich der StrlSchV müssen allseitig umschlossen sein; die Bedienungseinrichtungen zur Freigabe des Nutzstrahls müssen außerhalb des Kontrollbereichs liegen.

Messungen der Ortsdosis (§ 61, s. 1.3.3) oder der Ortsdosisleistung sind, soweit dies aus Gründen des Strahlenschutzes erforderlich ist, in allen Strahlenschutzbereichen vorzunehmen. Allgemein setzt die Abgrenzung der Bereiche solche Ortsdosismessungen voraus.

Messung der Personendosis (§§ 62, 63): An Personen, die Zutritt zu Sperr- oder Kontrollbereichen haben, muß die Körperdosis ermittelt werden. Im Normalfall genügt die monatliche Messung der Personendosis mit amtlich auszuwertenden Dosimetern (z. B. Filmdosimetrie, s. auch 1.3.3). Auf Verlangen muß der zu überwachenden Person zusätzlich ein jederzeit ablesbares Dosimeter (z. B. Stabdosimeter) zur Verfügung gestellt werden. Behördlicherseits können auch alternative Verfahren zur Ermittlung der Körperdosen, insbesondere der Teilkörperdosen, vorgeschrieben werden.

Kontamination und Dekontamination (§ 64): Beim Umgang mit offenen Radionukliden darf die Kontamination von Gegenständen festgelegte Grenzwerte nicht überschreiten. Mögliche Kontaminationen der Haut, der Arbeitskleidung oder von Gegenständen müssen mit geeigneten Strahlendetektoren nachgewiesen werden; gegebenenfalls sind Maßnahmen zur Dekontamination vorzunehmen. Für umschlossene radioaktive Stoffe (s. S. 3) werden allgemein Dichtigkeitsprüfungen angeordnet (§ 75).

Ärztliche Überwachung (§§ 67–71): Beruflich strahlenexponierte Personen dürfen nur nach Untersuchung durch einen behördlich ermächtigten Arzt in Kontrollbereichen oder beim Umgang mit offenen radioaktiven Stoffen beschäftigt werden. Bei Beschäftigten der Kategorie A sind jährliche Nachuntersuchungen vorgeschrieben.

3.4 Praktischer Strahlenschutz

> Allgemeine Grundsätze zur Verminderung der Strahlenexposition: Bedeutung der Expositionszeit, des Abstandes zur Strahlenquelle und der Abschirmung
> Inkorporationsverhütung beim Umgang mit offenen radioaktiven Stoffen (Schutzkleidung, Greifwerkzeuge)
> biologische Inkorporationswege, Maßnahmen nach Inkorporation und Hautkontamination

Durch das Strahlenschutzrecht sind Normen des praktischen Strahlenschutzes sowohl für den Hersteller (Bauartzulassungsvorschriften) als auch für den Anwender (Schutzvorschriften) festgelegt. Die sinnvolle Anwendung von Strahlenschutzausrüstungen und die Beachtung allgemeiner Verhaltensregeln zur Verminderung der Strahlenexposition und zur Vermeidung der Inkorporation radioaktiver Stoffe liegen in der Hand der beruflich strahlenexponierten Personen. Das Ziel des praktischen Strahlenschutzes ist jedoch nicht nur der Selbstschutz der beruflich strahlenexponierten Personen, sondern insbesondere auch der Schutz des Patienten, der Allgemeinheit und der Umwelt. Einige allgemeine Regeln für die Praxis sind im folgenden zusammengestellt.

1. Die *Expositionszeit* sollte möglichst kurz sein, denn es gilt:
   Dosis = Dosisleistung × Expositionszeit.
   Wichtig erscheinen u. a.: gezielte Arbeitsplanung; Einüben von Techniken zur Handhabung radioaktiver Stoffe an *nicht*aktiven Proben; Vermeidung von unnötigen Doppelanwendungen am Patienten durch Befragung des Patienten nach früheren Untersuchungen oder Behandlungen und durch Optimierung der verwendeten Techniken (keine Fehlbelichtung oder Fehlentwicklung von Röntgenaufnahmen usw.).
2. Der *Abstand* zu Röntgen- oder Gammastrahlenquellen sollte möglichst groß sein, denn es gilt das „quadratische Abstandsgesetz":
   Dosisleistung = Kenndosisleistung/r^2.
   (Kenndosisleistung bedeutet die Dosisleistung einer Röntgen- oder Gammastrahlenanlage im Abstand $r = 1$ m von der Strahlenquelle bei 200 cm^2 Feldgröße). Demnach ergibt sich z. B. im doppelten Abstand nur noch 1/4 und im 10fachen Abstand nur noch 1/100 der Kenndosisleistung. Im Fall einer α- oder β-Strahlung erfolgt außerdem eine starke Schwächung durch Luft. Für großflächige Strahlenquellen, z. B. Streu-

strahlung aus dem Körper eines Patienten, gilt das quadratische Abstandsgesetz zwar nicht streng, doch nützt auch dann die Regel „Abstand ist der beste Strahlenschutz". Zur Handhabung radioaktiver Präparate verwende man langarmige Greifwerkzeuge (Pinzetten, Zangen usw.).

3. Die *Ausfilterung* entbehrlicher (weicher) Strahlenanteile gehört zu den elementarsten praktischen Strahlenschutzmaßnahmen bei Anwendung von Röntgenstrahlen (s. 1.1.2).
4. Die *Strahlenfeldeingrenzung* auf ein angemessenes Minimum gilt als spezielle Aufforderung an den Röntgendiagnostiker, denn mit zunehmender Feldgröße erhöht sich einerseits die Strahlenbelastung des Patienten und andererseits die Streustrahlung aus dem Patienten, die eine Bildverschleierung und eine erhöhte Strahlenbelastung des Personals zur Folge hat.
5. Die *Abschirmung* ionisierender Strahlen richtet sich nach Strahlenart und Energie der Strahlung. Bei geladenen Teilchen ist die Reichweite R (s. 1.2.1), bei Photonenstrahlen ist die Zehntelwertdicke ZWD ein nützliches Maß zur Abschätzung der für eine Abschirmung benötigten Materialstärke. Die ZWD ist die Schichtdicke, die die Dosisleistung in einem Strahlenfeld auf $1/10$ schwächt; bei monochromatischen Photonen ergeben n ZWD-Schichten eine Schwächung auf etwa 10^{-n}. Abschirmmaßnahmen für verschiedene Strahlungen sind in folgenden Beispielen genannt:

α-Strahlen (^{210}Po, 5,3 MeV): Abschirmung kaum erforderlich, denn R (Luft) $\sim$4 cm und R (Al) $\sim$0,1 cm.

β-Strahlen (^{90}Sr-^{90}Y, maximal 2,25 MeV): Plexiglas und Al sind geeignete Stoffe für Schutzschilde und Arbeitstische, wobei R (Plexiglas) $\sim$1 cm und R (Al) $\sim$4 mm. Stoffe hoher Ordnungszahl, z.B. Pb, führen verstärkt zu unerwünschter harter Röntgenstrahlung.

γ-Strahlen (^{60}Co, 1,33 MeV): Massive Abschirmungen mit Stoffen hoher Dichte und Ordnungszahl sind erforderlich, wie z.B. Bleiziegel, Präparatebehälter aus Blei, Bleiglasfenster, Wände aus Barytbeton für Bestrahlungsräume usw., denn ZWD (Pb) = 4,3 cm und ZWD (Barytbeton) $\sim$20 cm.

Röntgenstrahlentherapie (300 kV, 3-mm-Cu-Filter): Wie für γ-Strahlen wird vorwiegend Pb und Barytbeton für Abschirmungen verwendet, wobei ZWD (Pb) = 2 mm und ZWD (Barytbeton) $\sim$4 cm.

Röntgenstrahlendiagnostik (100 kV, 2-mm-Al-Filter): Pb ist geeignet für alle Strahlenschutzausrüstungen und normaler Beton für bauliche Abschirmungen, wobei ZWD (Pb) = 0,25 mm und ZWD (Beton) $\sim$4 cm.

Der nach RöV § 25 vorgeschriebene Patientenschutz (OHA: *O*varialschild, *H*odenschutz oder *A*bdeckung) von 0,4 mm Pb-Gleichwert schwächt auf etwa 1/20. Bleigummischutzkleidung (Handschuhe, Schürzen) für das Personal sollte mindestens 0,25 mm Pb-Gleichwert besitzen. Die Schutzgehäuse von Röntgenstrahlern müssen so bemessen sein, daß bei geschlossenem Austrittsfenster in 1 m Abstand die Dosisleistung im Falle der Diagnostikgeräte 100 mR/h und im Falle der Therapiegeräte 1 R/h nicht überschreitet. Nähere Daten über Abschirmungen finden sich in der ICRP-Publication 21 und in den DIN-Blättern 6812 und 6846.

6. Zur *Inkorporationsverhütung* beim Umgang mit offenen radioaktiven Stoffen beachte man u. a. die folgenden Regeln: (1) Das Essen, Rauchen und Trinken sowie das Auftragen von Hautkosmetika sollte beim Arbeiten mit offenen radioaktiven Stoffen grundsätzlich unterbleiben (StrlSchV § 53); Inkorporationen können vor allem durch Ingestion und Inhalation, aber auch über Wunden und durch die Haut, erfolgen. (2) Es sind geeignete Schutzkleidungen (Gummihandschuhe, Arbeitsmäntel, Schutzmasken usw.) zu tragen, um Kontaminationen der Haut oder der Kleidung zu vermeiden. (3) Mögliche Kontaminationen der Haut, der Kleidung oder des Arbeitsbereiches müssen mit Hilfe geeigneter Strahlendetektoren festgestellt und gegebenenfalls durch Dekontaminierungsmaßnahmen entfernt werden; Arbeitsplätze sollten daher mit Folien unterlegt sein, die im Falle einer Kontamination leicht abgezogen und als „Radioaktiv"-Abfall behandelt werden können. (4) Die gesicherte Aufbewahrung und ausreichende Kennzeichnung offener radioaktiver Stoffe (Präparate, „Radioaktiv"-Abfälle usw.) gilt als obligatorisch (StrlSchV § 35). (5) Tätigkeitsverbote sind zu beachten (s. 3.3.2).

Maßnahmen nach Hautkontamination oder Inkorporation

Zur *Dekontamination* der Haut (oder von Gegenständen) gibt es im Handel spezielle mit Detergentien und Chelatbildnern getränkte Tüchlein (z. B. Radiacwash-Towelettes); die Kontamination sollte dabei nicht verwischt sondert abgetupft werden. Auch das Klebe-Abriß-Verfahren mit Heftpflaster oder Tesafilm eignet sich zur Hautdekontamination. Betroffene Körperteile können auch mit milder Seife und weicher Kunststoffbürste unter lauwarmem, fließendem Wasser sorgfältig gewaschen werden. Das Abwaschen der Haut mit Warmwasser und Bürste birgt jedoch die Gefahr der Weiterverbreitung der radioaktiven Substanz und kann u. U. sogar resorptionsfördernd wirken. Die StrlSchV schreibt vor (§ 64), daß nur Personen mit spezieller Fachkenntnis (Strahlenschutzbeauftragte, ermächtigte Ärzte usw.) mit der Dekontamination betraut werden dürfen.

Zur *Dekorporation* radioaktiver Stoffe nach oraler Inkorporation sollte als Sofortmaßnahme eine Spülung der Mundhöhle und evtl. das Auslösen des Brechreizes vorgenommen werden. Weitere Maßnahmen zur Dekorporation radioaktiver Stoffe sollten nur von einem ermächtigten Arzt vorgenommen werden; je nach Art der Stoffe kommen dabei Diäten mit mobilisierenden oder chemisch bindenden Substanzen und Diuretikabehandlungen in Frage, wobei Körperaktivität und Aktivität der Ausscheidungen kontrolliert werden. Falls die inkorporierte Aktivität die festgelegten Grenzwerte (StrlSchV § 52, s. 3.3.2) überschreitet, muß der Aufsichtsbehörde unverzüglich eine Anzeige erstattet werden.

Literatur

BEIR-Report (1972) (National Academy of Sciences Advisory Committee on the Biological Effects of Ionizing Radiations): Effect on populations of exposure to low levels of ionizing radiation. National Technical Information Service, Springfield, Va.
Bischof W (1977) Röntgenverordnung (Kommentar). Nomos, Baden Baden
DIN-Blätter: DIN 6812, 6814 (Blatt 5), 6846. Beuth-Vertrieb, Berlin Köln Frankfurt
Ewen K, Schmitt G, Reinecke V, Rosenbaum O (1975) Grundlagen des praktischen Strahlenschutzes an medizinischen Röntgeneinrichtungen. Enke, Stuttgart
ICRP Publication 21 (1973) Data for Protection against Ionizing Radiation from External Sources. Pergamon, Oxford
UNSCEAR-Report (1977) (United Nations Scientific Committee on the Effects of Atomic Radiation): Sources and Effects of Ionizing Radiation. United Nations, New York
Winters K P (1978) Atom- und Strahlenschutzrecht (Erläuterte Ausgabe). Beck'sche Verlagsbuchhandlung, München
Zerlett G (1974) Röntgenverordnung. Textausgabe mit amtlicher Begründung, den Richtlinien zur Durchführung der RöV und Erläuterungen für die Praxis, 2. Aufl. Kohlhammer, Köln
Zerlett G, Kramer R (1977) Strahlenschutzverordnung. Kommentar zur Verordnung über den Schutz vor Schäden durch ionisierende Strahlen mit amtlicher Begründung. Kohlhammer & Deutscher Gemeindeverlag, Köln

4 Röntgendiagnostische Verfahren und deren Aussagewert

4.1 Allgemeine technische Grundlagen röntgendiagnostischer Methoden

4.1.1 Erzeugung eines Röntgenbildes

> Wesentliche Bestandteile zur Erzeugung eines Röntgenbildes (z. B. Röhre, Bilddetektor)
> Aufgaben von Verstärkungsfolien und Streustrahlenrastern
> Prinzip der Belichtungsautomatik
> Weg des Röntgenstrahlenbündels bei der Belichtung von der Röntgenröhre zum Bildfänger (Röntgenröhre, Tiefenblende, Patient, Streustrahlenraster, Bilddetektor)

Zur *Erzeugung eines Röntgenbildes* sind nötig:
- Röntgenröhre,
- Röntgenapparat (Generator und Schaltpult),
- Röntgenfilm oder Durchleuchtungsschirm,
- Entwicklungseinrichtung für den Röntgenfilm.

Das *Röntgenstrahlenbündel* verläuft bei der Belichtung vom Fokus der Röntgenröhre durch die Tiefenblende, die meist zusammen mit einem sog. Vollichtvisier an der Röhrenhaube angebracht ist, zum Patienten. Das Streustrahlenraster läßt nur die in der geradlinigen Verlängerung vom Fokus zum Objektpunkt eintretenden Strahlen durch, die anschließend den Film als Detektor schwärzen, wobei zur gleichen Zeit das Foliensystem eine zusätzliche Belichtung des Filmes bewirkt.

Für die Röntgenaufnahmen werden meistens *Verstärkungsfolien* benutzt; da nur wenig Energie der Röntgenstrahlen in der Silberbromidschicht des Röntgenfilmes absorbiert wird, erfolgt mit Hilfe einer Calciumwolframatschicht der Folien, die als Vorder- und Rückfolie in den Röntgenkasetten eingeklebt sind, die Umformung energiereicher Röntgenstrahlen in energieschwächere Lichtstrahlen. Dadurch wird der photographische Effekt der Röntgenstrahlen vergrößert und die Belichtungszeit auf 1/10–1/20 reduziert. Im Gegensatz zu folienlosen Filmen muß eine schlechtere Bildauflösung in Kauf genommen werden.

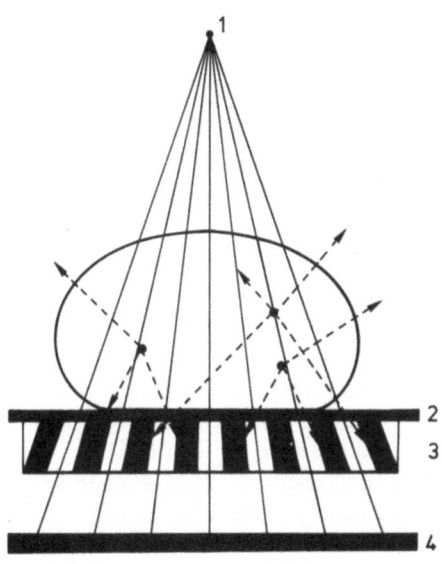

Abb. 4.1. Prinzip des Streustrahlenrasters: Nur die Primärstrahlung führt zur Filmschwärzung (*1* Fokus, *2* und *3* Raster, *4* Film)

Die aus dem durchstrahlten Medium austretende Streustrahlung stört infolge Richtungsänderung Bildgebung und Kontrast. Sie kann durch filmnahe, stehende oder bewegliche *Streustrahlenraster* (Abb. 4.1) abgefangen werden. Prinzip: Zwischen fokussiert angeordneten Bleilamellen sind feine Schichten eines strahlendurchlässigen Schachtmediums eingefügt. Nur die geradlinig vom Fokus durch das Objekt zum Film gehenden Strahlen passieren das Schachtmedium, während die aus ihrer Richtung abgelenkten Streustrahlen in den Bleilamellen absorbiert werden.

Neue Röntgeneinrichtungen werden für die Aufnahmetechnik mit einer *Belichtungsautomatik* ausgerüstet. Prinzip: In dem bildwichtigen Bereich (Dominante) wird die das Aufzeichnungssystem treffende Röntgenstrahlung gemessen. Detektor ist entweder eine Ionisationskammer vor der Filmfolienkombination (Iontomat-Amplimat) oder ein Leuchtschirm in Kombination mit einem Sekundärelektronenvervielfacher (Luminic-Phototimer). Die Aufnahme wird nach Erreichen der gewünschten Strahlenmenge, d. h. der gewünschten Filmschwärzung, automatisch beendet.

4.1.2 Röntgenbildverstärker, Röntgenfernsehen, Kinematographie, Bildbandspeicher

> Technisches Prinzip des Röntgenbildverstärker-Fernsehens
> Vorteile des Röntgenbildverstärker-Fernsehens (z. B. Dosisreduktion, Helligkeits-Verstärkung, Durchleuchtungsbild)

In einem elektronenoptischen *Röntgenbildverstärker* (RBV) erzeugen die Röntgenstrahlen auf einem Röntgenleuchtschirm ein Fluoreszenzbild, welches proportional zu seiner Helligkeit Elektronen aus einer Photokathode aussendet, die mit einer Spannung von 25 kV beschleunigt werden (Abb. 4.2). Die durch Elektronenoptik gebündelten Photoelektronen erzeugen auf einem Betrachtungsleuchtschirm ein umgekehrtes, verkleinertes Bild mit einer um den Faktor 1000–8000 verstärkten Helligkeit. Dieses Bild wird über eine Fernsehkette betrachtet. Durch die Verwendung der Bildverstärkerfernsehdurchleuchtung ergeben sich folgende *Vorteile:*

1. Verminderung der Strahlenbelastung auf ca. 25%,
2. Wegfall der Dunkeladaptation des Arztes,
3. verbesserte Detailerkennbarkeit durch verbesserte Auflösung und Kontrastanhebung,
4. Fernsehübertragung auf weitere Monitoren und *Magnetbandspeicher,* so daß der Durchleuchtungsvorgang beliebig oft reproduziert werden kann,
5. kinematographische Registrierung des Bildverstärkerbildes zur Funktionsanalyse (Koronarographie; Schluckakt) und zu Unterrichtszwecken,

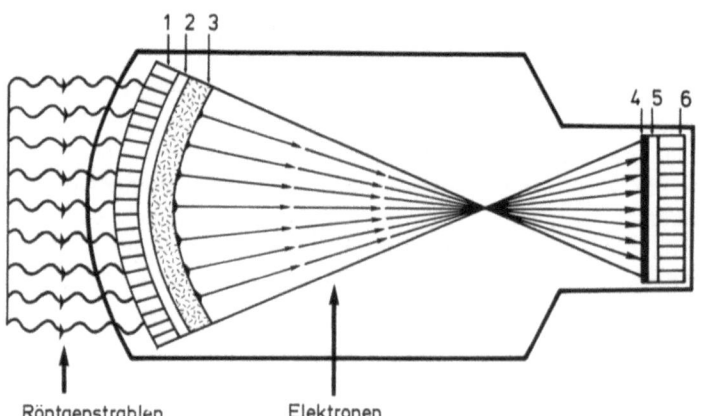

Abb. 4.2. Röntgenbildverstärkerröhre: *1* Aluminiumschicht, *2* Cäsiumjodid, *3* Photokathode, *4* Aluminiumschicht. *5* Zinksulfid, *6* Glasscheibe

6. verbesserte, intraoperative Röntgendiagnostik: Das gesamte Operationsteam kann die Röntgenuntersuchung mit verfolgen.

4.1.3 Schichtaufnahmetechnik

> Prinzip des Schichtaufnahmeverfahrens;
> Aussagewert gegenüber der Übersichts-Röntgenaufnahme

Bei der einfachsten Form der *Röntgenschichtuntersuchung* werden beim unbeweglichen Objekt Röhre und Film miteinander gekoppelt und gegensinnig bewegt. Bleiben die Abstände Fokus–Objekt und Fokus–Film konstant, werden alle Objektgegenstände, die in der Drehpunktebene des Systems liegen, auf die gleiche Stelle des Films projiziert und damit scharf abgebildet. Alle vor oder hinter der Schicht gelegenen Objektgegenstände werden durch Verwischung unscharf abgebildet und sind damit der Information entzogen. Ziel der Methode ist die scharfe Abbildung einer Schicht im menschlichen Körper. Die wesentlichsten Verwischungsarten sind linear, kreisförmig und spiralig (Abb. 4.3).

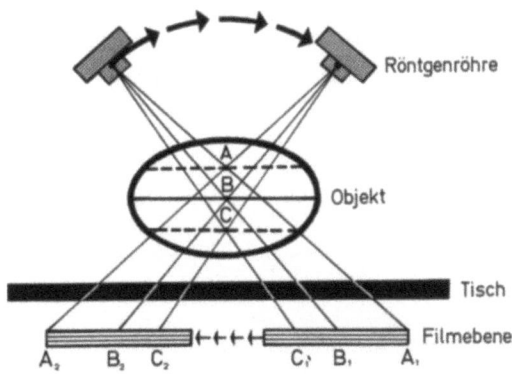

Abb. 4.3. Schichtuntersuchung (Tomographie): gegenläufige Bewegung von Film und Röhre. Nur der im Drehpunkt liegende Punkt *B* wird auf dem Film scharf abgebildet. Die Objektpunkte *A* und *C* werden durch die Bewegung von Film und Röntgenröhre verwischt

Im Gegensatz zur Übersichtsröntgenaufnahme, die eine Superposition der in den verschiedensten Ebenen liegenden Objekte gibt, stellt die Schichtaufnahme nur die in einer Schicht liegenden Gegenstände scharf dar.

4.1.4 Computertomographie

> Prinzip des Verfahrens
> Anwendungsmöglichkeiten im Vergleich zu bisher üblichen röntgendiagnostischen Untersuchungsverfahren

Das Wort *Computertomographie* (CT) hat sich weitgehend durchgesetzt. Die Geräte werden häufig als Scanner bezeichnet, während man das Untersuchungsergebnis Scan nennt. Aber auch Tomogramm und Schichtbild sind durchweg gebräuchlich.
Prinzip: Das CT-Gerät besteht aus einer Röntgenröhre, einem Kollimator, der die austretende Strahlung auf ein schmales Bündel begrenzt, einer Vorrichtung zur Lagerung des Patienten, die für die Strahlung durchlässig sein muß, und Detektoren. Meist handelt es sich um Kristalldetektoren mit angeschlossenem Photomultiplier. Vielfach werden auch Halbleiterdetektoren oder Xenonhochdruckkammern verwendet (Abb. 4.4).
Die meisten heute verwendeten Systeme führen eine lineare Abtastbewegung mit anschließender Drehung aus. Aus den Meßwerten wird das matrixförmige Bild der Schwächungsverteilung berechnet. Für die Bildberechnung stehen verschiedene mathematische Verfahren zur Verfügung. Die aus den Meßwerten berechneten Schwächungswerte liegen in einem Bereich von minus 1000 (Luft) bis plus 1000 (Knochen), wobei dem Wasser der Wert Null zugeordnet ist. Das Bild der Schwächungsverteilung wird in Grau- oder Farbstufen auf einem Fernsehmonitor wiedergegeben.

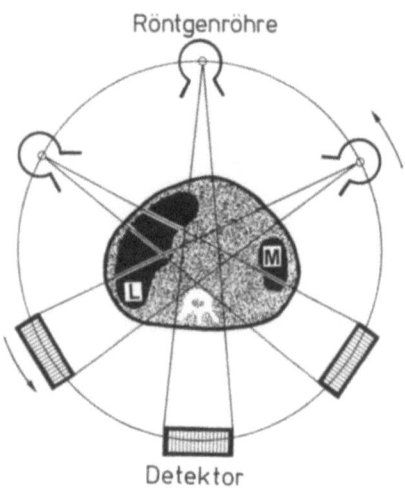

Abb. 4.4. Prinzip des Computertomographen mit mehreren Detektoren: kreisförmige Bewegung von Röntgenröhre und Detektor um den Patienten. L = Leber, M = Milz

Die quer zur Körperachse ausgerichtete Abtastung der Computertomographie führt zum Querschnittsbild. Seine Beurteilung setzt Umdenken bisheriger Kenntnisse in der Topographie voraus.
Während mit dem konventionellen Röntgenbild drei Gewebsdichten unterschieden werden konnten (Luft, Weichteile, Knochen), differenziert die Computertomographie zahlreiche Zwischenwerte (Fett, Wasser, Hirngewebe, Exsudat, Blutgerinnsel usw.).

4.1.5 Untersuchungsmethoden der Mamma

Grundzüge des technischen Prinzips und der Methodik der Mammographie

Unter *Mammographie* versteht man die Nativaufnahme der weiblichen Brust mittels Weichstrahltechnik. Da sich die einzelnen Gewebsstrukturen der Mamma nur gering in ihren Absorptionskoeffizienten und ihrer Dichte unterscheiden, die Absorptionsdifferenzen aber mit fallender Röhrenspannung ansteigen, sind kontrastreiche Aufnahmen mit hoher Detailerkennbarkeit nur mit einer Spannung von 25–35 kV zu erzielen. Meist werden Generator-Röhren-Einheiten mit Molybdänanode benutzt.
Jeder Mammographie geht eine gezielte Anamnese, eine Inspektion und Palpation der Brust sowie der regionalen Lymphknoten voraus. Es werden 2 Aufnahmen bei kranio-kaudalem und medio-lateralem Strahlengang

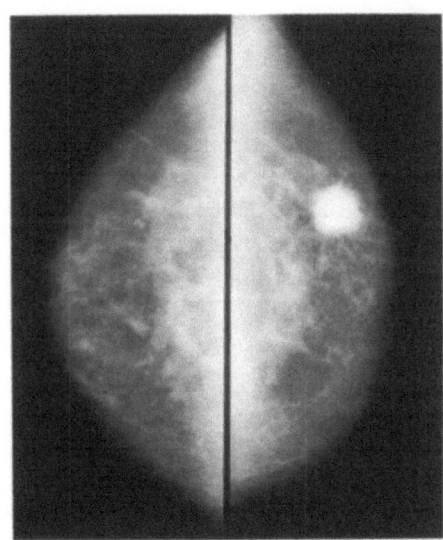

Abb. 4.5. Mammographie.
Links: Normalbefund;
rechts: Mammakarzinom an der rundlichen, dichten, inhomogenen Verschattung erkennbar

angefertigt. Größte Bedeutung hat die Mammographie bei der Früherkennung des Mammakarzinoms, insbesondere durch den Nachweis klinisch okkulter Karzinome (Abb. 4.5).

4.1.6 Kymographie

Prinzip der Methode

Die *Kymographie* dient der Darstellung von Bewegungen beispielsweise am Herzrand. Prinzip: Zwischen Röntgenfilmkassette und Patient befindet sich ein Bleiraster mit 0,5 mm breiten Schlitzen, die im Abstand von 1,2 cm angelegt sind, parallel zur Filmebene und senkrecht zum Bleischlitz, wodurch jede quer zu den Schlitzen bewegte Bildlinie in eine Kurve ausgezogen wird. Während einer Röntgenaufnahme, die eine Belichtungszeit zwischen 2 und 5 s haben muß, wird das Schlitzraster bewegt, so daß die Bewegung von Randkonturen durch Zacken sichtbar wird (Abb. 4.6).

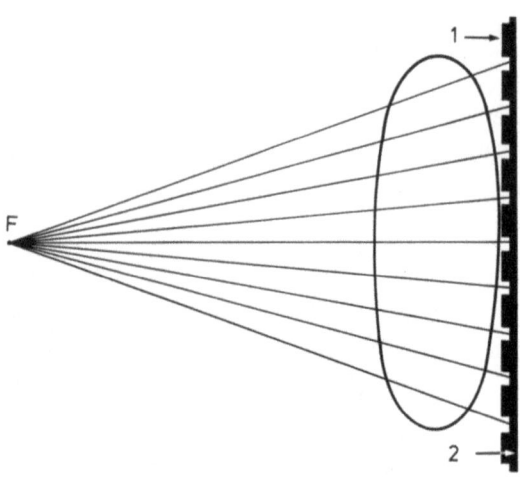

Abb. 4.6. Kymographie: *1* verschiebliches Bleiraster, *2* Röntgenfilm. F = Fokus

Abb. 4.7. Kontrastmahlzeit: Das Kontrastmittel Bariumsulfat führt zu einer Kontrastierung des Magens, Duodenums und oberen Jejunums. Die Pfeile zeigen eine Kompression des Duodenums durch Mesenterialgefäße. (Beispiel für eine positive Kontrastmitteldarstellung)

4.1.7 Röntgenuntersuchungen mit Kontrastmitteln

> Darstellung nicht schattengebender Hohlorgane und Bindegewebsräume
> Kontrastgebende Substanzen (positiv und negativ)
> Art und Form der Kontrastmittelapplikation
> Komplikationen bei der Anwendung und Sofortmaßnahmen zur Behebung
> Aufklärungspflicht gegenüber dem Patienten

Zahlreiche Organe unterscheiden sich im Hinblick auf ihre Schwächungseigenschaften für Röntgenstrahlen nicht vom umgebenden Gewebe, deshalb werden zur röntgenologischen Darstellung *Kontrastmittel* benötigt.
Es gibt *positive Kontrastmittel* (Bariumsulfat, jodhaltige Kontrastmittel (Abb. 4.7)) und *negative Kontrastmittel* (Gase). Die positiven Kontrastmittel erhöhen, die negativen vermindern die Strahlenabsorption.

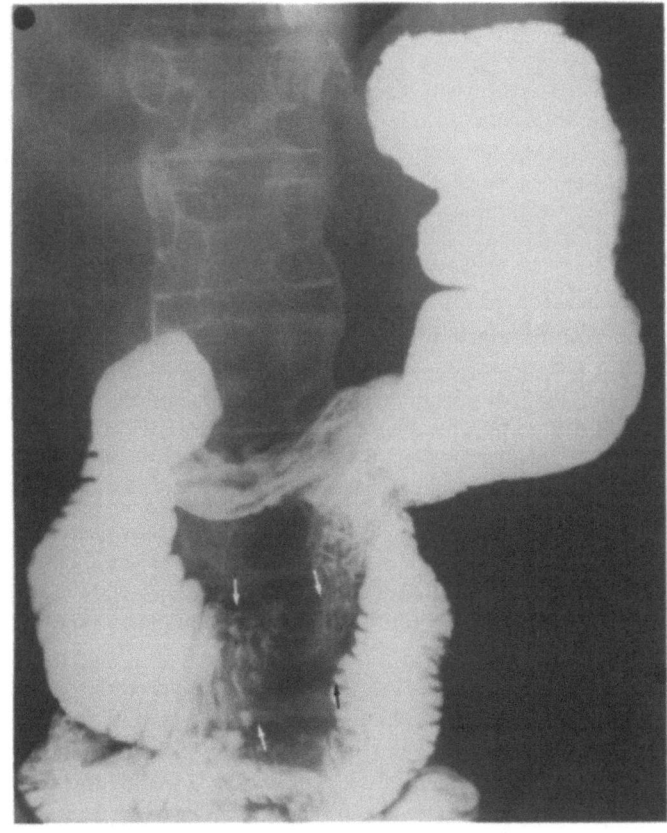

Unter den positiven Kontrastmitteln wird Bariumsulfat in Form einer Suspension zur Darstellung des Magen-Darm-Traktes benutzt. Trijodierte Salzlösungen, die wasserlöslich sind, werden zur Darstellung der Arterien und Venen, aber auch zur Untersuchung der Nieren (z. B. Urografin) und der ableitenden Gallenwege (z. B. Biligram) verwendet. Ölige Kontrastmittel (Lipiodol) dienen der Darstellung von Lymphbahnen und Lymphknoten (Lymphangiographie, Lymphadenographie).

Bei der Anwendung von Kontrastmitteln kann es zu *Komplikationen* kommen. Zum Beispiel bei der Magen-Darm-Passage: Bariumsulfatapplikation bei Perforation eines Magengeschwürs führt zum Austritt des Kontrastmittels in die freie Bauchhöhle und zur sog. Bariumperitonitis (Lebensgefahr!). Deshalb darf bei drohender Penetration oder Perforation nur wasserlösliches Kontrastmittel (Gastrografin) verwendet werden. Bei der intravenösen und intraarteriellen Applikation kommt es je nach Art des Kontrastmittels in etwa 1–10% zu allergischen Reaktionen (Hautrötung, Urtikaria, Schleimhautödem, Übelkeit, Erbrechen). Ganz selten treten toxische Schäden auf, die in Ausnahmefällen sogar den Tod zur Folge haben (bei der Anwendung z. B. von Urografin beträgt die Letalität etwa 1 zu 300 000).

Wegen der Gefahr von *Kontrastmittelzwischenfällen* müssen Antiallergika, Kortikoide, Sauerstoff und Intubationsbesteck bereit liegen.

Jeder Patient, der mit Kontrastmitteln untersucht wird, muß über die möglichen Nebenwirkungen der Kontrastmittel ausführlich informiert werden (*Aufklärungspflicht*)!

4.1.8 Kontrastdarstellung des Herzens und der Gefäße

> Grundzüge des Vorgehens bei Angiokardiographie, Koronarographie, Aorto-Arteriographie, Phlebographie, Splenoportographie

Eine Möglichkeit der Angiokardiographie ist die sog. *Dextrokardiographie*, bei welcher der rechte Ventrikel über die V. brachialis oder V. femoralis katheterisiert wird. Nach Kontrastmittelinjektion wird eine Röntgenfilmserie mit einem schnellen Blattfilmwechsler angefertigt oder der Fluß des Kontrastmittels wird mit Hilfe einer Kinokamera bzw. eines Magnetbandspeichers registriert.

Zur *Laevokardiographie* wird unter Bildverstärkerfernsehkontrolle ein Katheter über die A. brachialis oder A. femoralis und die Aorta in den linken Ventrikel eingeführt. Nach Kontrastmittelinjektion wird wiederum mit Hilfe einer Röntgenfilmserie oder mittels Kinokamera oder Magnetbandspeicher der Weg des Kontrastmittels registriert.

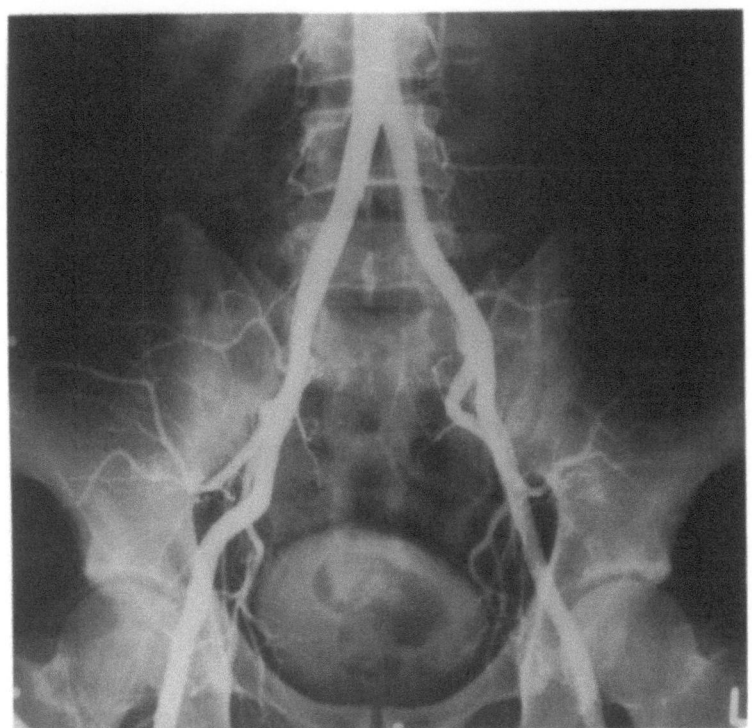

Abb. 4.8. Aortoarteriographie: Darstellung der Aorta abdominalis, der Bifurkation und der Beckenarterien mit einem wasserlöslichen, jodhaltigen Kontrastmittel (Urografin 76%). Beachte die Darstellung der Harnblase aus einer vorangegangenen Kontrastmittelinjektion

Unter *Koronarographie* versteht man die selektive Sondierung der rechten und linken Koronararterie mit Hilfe eines Katheters, der über die A. brachialis oder A. femoralis und die Aorta unter Bildverstärkerfernsehkontrolle in den Abgang der jeweiligen Arterie eingeführt wird. Nach Kontrastmittelinjektion verfolgt eine Röntgenfilmserie bzw. ein Kinofilm das Kontrastmittel in den Kranzarterien.
Aortoarteriographie (Abb. 4.8) bedeutet Kontrastdarstellung der Aorta mit den peripheren Arterien. Am häufigsten wird die Darstellung der abdominalen Aorta mit den Becken- und Beinarterien verlangt. Dies ist möglich durch direkte Kontrastmittelinjektion in die abdominale Aorta von lumbal her mit einer langen Nadel (*translumbale Aortographie*) oder nach Einführung eines Katheters über die A. femoralis oder A. axillaris (*Katheteraortographie*). Selten ist die *indirekte Aortoarteriographie* durch intravenöse Injektion des Kontrastmittels, das bis zum Erscheinen im arteriellen System des großen Kreislaufes registriert wird.

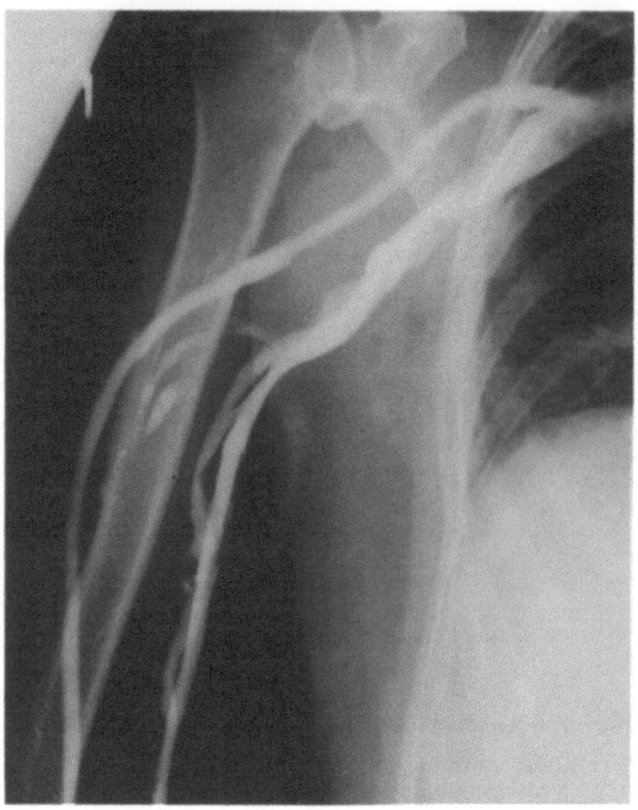

Abb. 4.9. Phlebographie rechter Arm: intaktes Venensystem nach Kontrastmittelinjektion in eine Vene der Ellenbeuge

Phlebographie (Abb. 4.9) bedeutet Darstellung der Vene nach Kontrastmittelinjektion in der Körperperipherie (Handrücken oder Ellenbeuge; Fußrücken). Selten ist die Injektion nach Knochenpunktion notwendig (Kalkaneus, Trochanter): *intraossale Phlebographie.*

Während nach der intraossalen Injektion mehrere Aufnahmen in Sekundenabstand angefertigt werden, erfolgt die Kontrastmittelapplikation bei Punktion einer Hand- oder Fußrückenvene bei liegender Staubinde, um den Abtransport in oberflächliche Venen zu verhindern. Auf diese Weise wird das tiefe Abflußsystem einschließlich der bei primärer Varikose insuffizienten Perforansvenen sichtbar gemacht.

Mit der *Splenoportographie* werden Milzvene und Pfortaderkreislauf zur Darstellung gebracht: Es gibt zwei Methoden:

1. Direkt: perkutane Punktion und Kontrastmittelinjektion in die Milz mit der Möglichkeit der Messung des Pfortaderdruckes (*Splenoportographie*). Seltener ist die operative Desobliteration der Nabelvene und Injektion des Kontrastmittels in den linken Pfortaderast (*Omphaloportographie*) oder die transhepatische Punktion eines Pfortaderastes.

2. Indirekt: Als indirekte oder *Arterioportographie* wird die Darstellung des Pfortaderkreislaufes über die Kontrastmittelinjektion in die A. lienalis bezeichnet.

4.1.9 Lymphographie

> Grundzüge des Vorgehens bei der Darstellung von Lymphgefäßen und Lymphknoten

Die *Kontrastdarstellung des Lymphsystems* ist schwierig. Da die Lymphgefäße normalerweise nicht sichtbar sind, wird vor der Untersuchung interdigital, subkutan Patentblau injiziert. Nach etwa 1 h färben sich die Lymphgefäße an, so daß am Fuß- oder Handrücken nach etwa 1 cm langer Inzision ein Lymphgefäß freipräpariert werden kann. Es wird mit einer sehr feinen Nadel kanüliert; während 1–2 h werden etwa 6 ml „Lipiodol ultrafluid" injiziert (Maschineninjektor, damit eine Perforation der sehr zarten Gefäße vermieden wird). Röntgenaufnahmen der Lymphgefäße (Lymphangiogramm = Einlaufbild) werden nach Beendigung der Injektion angefertigt. Nach 24 h erhält man das sog. Lymphadenogramm = Speicherbild, das die Lymphknoten sichtbar macht (Abb. 4.10).

4.1.10 Zerebrale Angiographie, Pneumenzephalographie und Myelographie

> Grundzüge des Vorgehens bei der Darstellung der Hirngefäße und der liquorführenden Räume des Gehirns und des Rückenmarks

Zur Darstellung der Hirngefäße gibt es:
– direkte, perkutane Untersuchungsmethoden,
– indirekte Untersuchungsmethoden: Gegenstromarteriographie, Katheterarteriographie

Die *direkte, perkutane Punktion der A. carotis* wird in Lokalanästhesie am Hals vorgenommen. Nach manueller Injektion von 7–10 ml Kontrastmittel (Angiografin, Amipaque, Conray) werden 8–10 Serienaufnahmen in 2 Ebenen angefertigt.

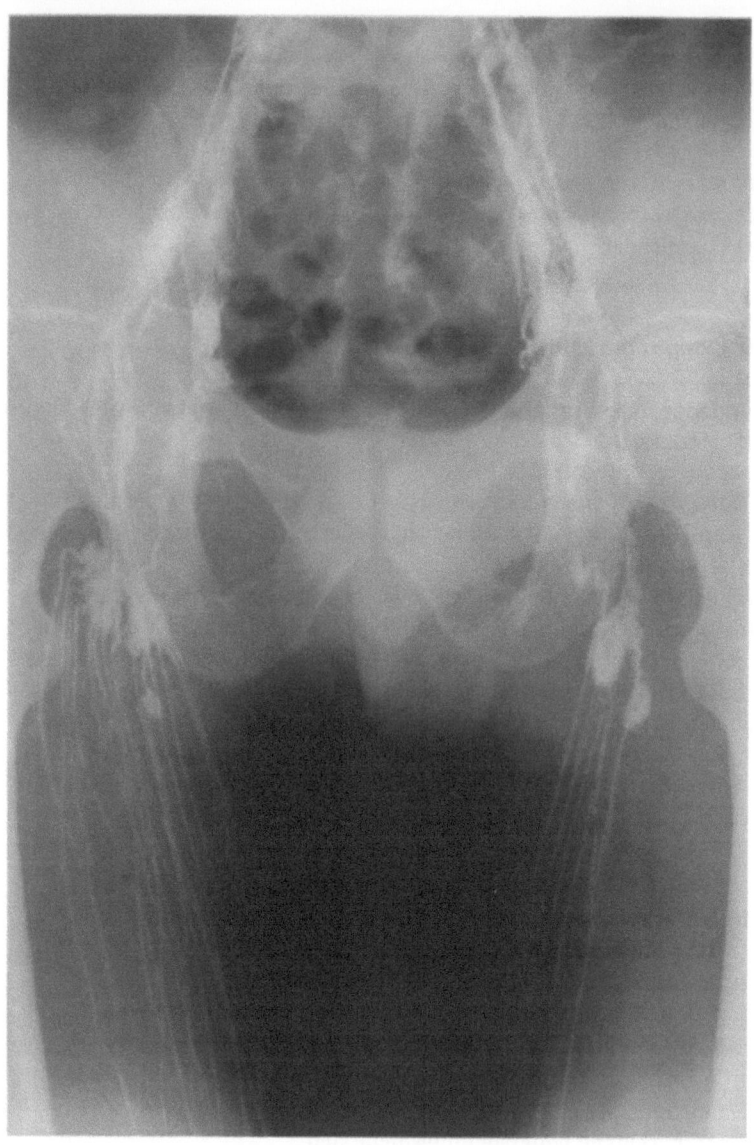

Abb. 4.10. Lymphographie: Darstellung der Lymphgefäße im Bereich der Oberschenkel und des Beckens mit beginnender Kontrastierung der Lymphknoten. Normalbefund nach Injektion von je 6 ml eines öligen Kontrastmittels in je ein Fußrückenlymphgefäß (Lipiodol)

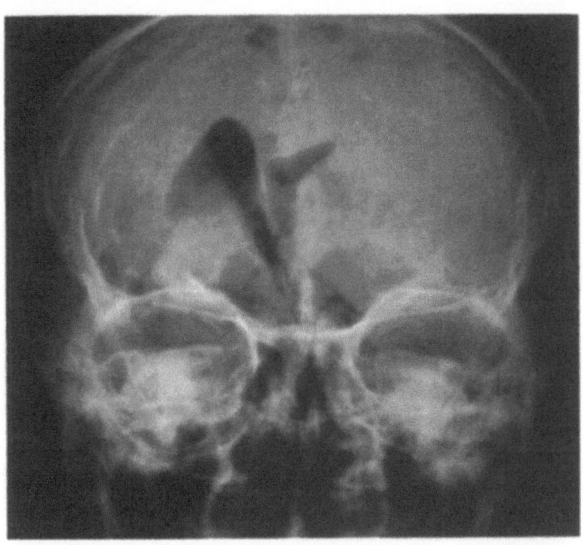

Abb. 4.11. Pneumenzephalographie: Hochgradige Verlagerung des gesamten Ventrikelsystems rechts mit Herabdrängung des linken Seitenventrikels durch einen Hirntumor (Glioblastom)

Bei der *Gegenstromarteriographie* wird die A. brachialis punktiert und unter erheblichem Druck werden 30–50 ml eines 60%igen Kontrastmittels mit einer Injektionsmaschine injiziert. Auf der rechten Seite kommt es dabei zur Darstellung des Truncus brachiocephalicus mit A. carotis und A. vertebralis. Auf der linken Seite ist mit dieser Methode nur die linke Vertebralis darstellbar.

Methode der Wahl ist heute die *Katheterarteriographie* von der A. femoralis aus, seltener von der A. axillaris. Unter Bildverstärkerfernsehkontrolle wird der Katheter in die gewünschte, hirnversorgende Arterie eingeführt. Das weitere Vorgehen ist wie bei der Direktpunktion. Mit Hilfe der Katheterarteriographie kann auch abschließend oder zu Beginn der Untersuchung eine *Übersichtsaortographie* vorgenommen werden.

Unter *Pneumenzephalographie* (Abb. 4.11) versteht man den fraktionierten Austausch von Liquor (30–60 ml) gegen Luft oder Edelgase (Helium, Krypton) nach Lumbal- oder Subokzipitalpunktion des sitzenden Patienten. Luft als negatives Kontrastmittel steigt von den spinalen in die intrakraniellen Hirnwasserräume (Ventrikel, Zisternen); durch Positionsänderungen des Patienten auf speziellen Untersuchungstischen können alle inneren und äußeren Liquorräume zur Darstellung gebracht werden. Die Pneumenzephalographie hat durch die Einführung der Computertomographie des Schädels erheblich an Bedeutung verloren. Eine Sonderform

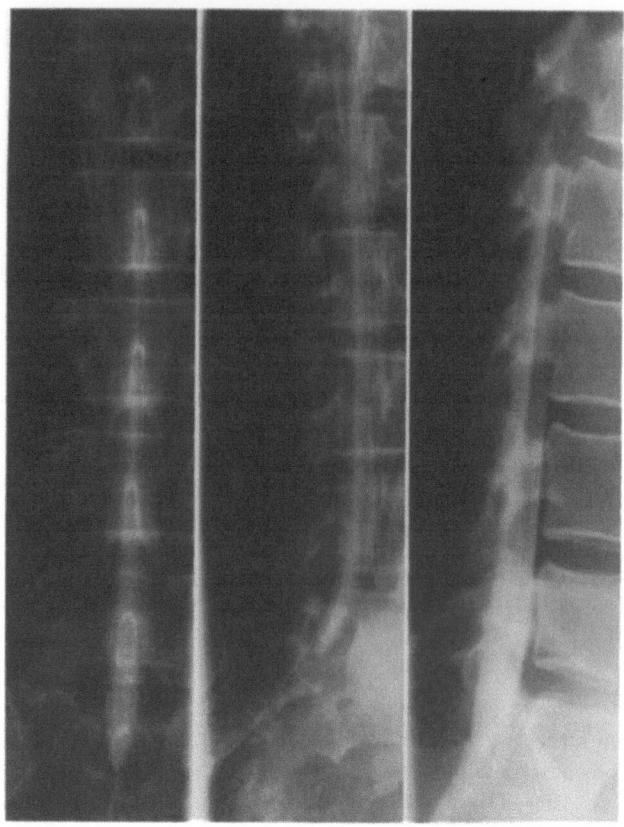

Abb. 4.12. Lumbale Myelographie: Normalbefund. *Links:* p.-a.-Projektion; *Mitte:* Schrägprojektion; *rechts:* Lateralprojektion

der Pneumenzephalographie ist die *Ventriculographie,* bei der meist nach Anlegen eines Bohrloches in der Schädelkalotte ein Seitenventrikel punktiert wird. Nach Injektion von 5–10 ml eines positiven Kontrastmittels (Amipaque) lassen sich wie bei der Pneumenzephalographie die Ventrikel übersichtlich darstellen.

Bei der *Pneumomyelographie* erfolgt der Liquor-Luft-Austausch (ca. 40–60 ml) von subokzipital her. Für den Thorakolumbalbereich wird der Patient in Kopftieflage gebracht. Zur Darstellung des zervikalen und thorakalen Bereiches erfolgt die Insufflation von Luft über den lumbalen Zugang. Wegen der relativ schwachen Kontrastierung ist die Tomographie wichtiger Bestandteil dieser Untersuchung.

Besseren Kontrast verspricht die *Myelographie mit wäßrigen Kontrastmitteln* (Abb. 4.12), bei denen z. Z. Amipaque im Vordergrund steht. Ohne

besondere Vorbereitung des Patienten werden nach Liquor-Kontrastmittel-Austausch (10–12 ml) Aufnahmen in mehreren Ebenen angefertigt. Anschließend muß die sitzende Position beibehalten werden, um das Aufsteigen des Kontrastmittels zu verhindern.
Unter den Komplikationen stehen stärkere vegetative Beschwerden (Kopfschmerzen, Übelkeit, Erbrechen) im Vordergrund. Spinale Reizerscheinungen werden bei den modernen Kontrastmitteln kaum mehr beobachtet.

4.2 Aussagewert der Methoden

4.2.1 Röntgenaufnahme

> Möglichkeiten und Grenzen der Darstellbarkeit anatomischer und pathologischer Strukturen im Röntgenbild (z. B. Lunge, Knochen, Magen-Darm, Urogenitaltrakt)
> Beeinflussung der Röntgenbildqualität durch Apparatur und Technik

Röntgenstrahlen besitzen ähnlich wie Lichtstrahlen eine photographische Wirkung. In einer photographischen Emulsion wird durch das Strahlungsrelief zunächst ein „latentes" Bild, das durch den Entwicklungs- und Fixiervorgang sichtbar gemacht wird, hervorgerufen (*Schwärzungsrelief*, Abb. 4.13).

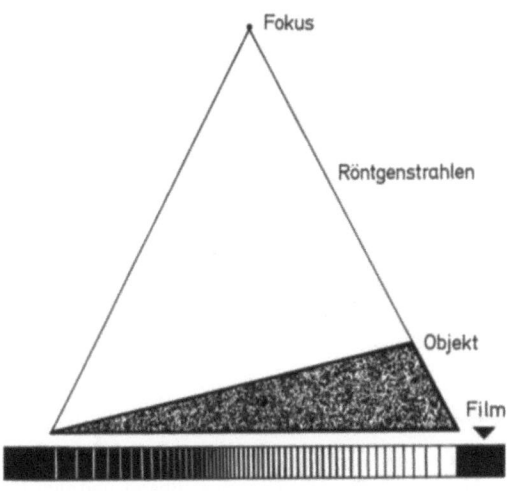

Abb. 4.13. Schwärzungsrelief: unterschiedliche Dicke und Dichte des Objekts führt zu unterschiedlicher Schwärzung des Films

Bei konstanter Röhrenspannung und konstanter Absorption ist die Schwärzung einer photographischen Schicht durch Röntgenstrahlung dem Produkt aus Röhrenheizstrom und Expositionszeit (mAs) proportional.

Da Röntgenbilder Negativen entsprechen, werden Stellen, die durch Objekte mit verminderter Strahlenabsorption dunkel zur Darstellung kommen, als *Aufhellung* bezeichnet; Beispiele: lufthaltiges Lungengewebe; Pneumothorax; Luft im Magen-Darm-Trakt bei Ileus.

Demgegenüber spricht man bei Objekten mit verstärkter Absorption, die hell erscheinen, von *Verdichtung* oder *Verschattung;* Beispiel: metallische Fremdkörper wie Zahnfüllungen oder Osteosynthesematerial, Knochen (durch den Kalzium- und Phosphorgehalt), Verkalkungen oder besonders voluminöse Organe wie z. B. die Leber.

Die *Röntgenbildqualität* hängt von den Belichtungsdaten (Spannung, Stromstärke, Zeit und Fokusfilmabstand) ab und richtet sich nach der Leistungsfähigkeit des Röntgenapparates und dem zu untersuchenden Objekt, sie ist außerdem abhängig davon, ob folienlose Filme oder Verstärkerfolien benutzt werden und ob mit oder ohne Bucky-Blende (Rasterblende) gearbeitet wird. Je stärker das interessierende Feld eingeblendet wird, um so kontrastreicher werden die Aufnahmen und um so weniger stört die Streustrahlung.

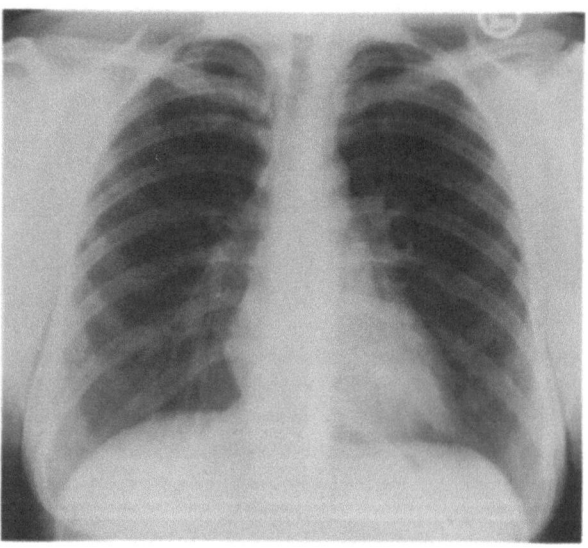

Abb. 4.14. Thoraxübersicht: Normalbefund einer Frau. Das lufthaltige Lungengewebe ist gegenüber dem Herzgefäßband und den Rippen dunkel abgesetzt. Da es sich bei der Röntgenaufnahme um ein Negativ handelt, werden die dunklen Stellen als „Aufhellung", die weißen Stellen als „Verschattung" bezeichnet

Die Auswertung der sog. *Nativaufnahmen* – d. h. solcher Röntgenbilder, die ohne die Verwendung von Kontrastmitteln angefertigt werden – erlaubt bereits eine hervorragende Analyse des gesamten Skeletsystems und der Thoraxorgane (Abb. 4.14). Gröbere Informationen (Lage, Größe, Form) sind möglich bei parenchymatösen Bauchorganen wie Leber, Milz und Nieren. Zur Beurteilung des Organinneren insbesondere beim Magen-Darm-Trakt sind jedoch Kontrastmittel notwendig bzw. der Einsatz von Ultraschall und/oder Computertomographie (z. B. bei Leberabszeß, Metastasen usw.).

4.2.2 Röntgendurchleuchtung

> Darstellbarkeit von Bewegungsvorgängen (z. B. Körperfunktionen, Kathetereinführungen, Kontrastmittelfluß)

Grundvoraussetzung zur *Durchleuchtung* ist ein Leuchtschirm, s. Abb. 4.15. Er besteht aus einem Träger aus Pappe oder Kunststoff, der auf der Vorderfläche mit einem Fluoreszenzstoff (Zinksulfid-Kadmiumsulfid) beschichtet ist. Treffen Röntgenstrahlen auf eine solche Schicht, so leuchtet sie bei konstanter Röhrenspannung um so heller auf, je größer der Heizstrom der Röhre ist. Das zwischen Röntgenstrahlen und Leuchtschirm befindliche Untersuchungsobjekt bewirkt ein unterschiedlich helles Aufleuchten des Schirmes. Das durchleuchtete Objekt erscheint als *Helligkeitsrelief*.
Bei der Durchleuchtung werden Objekte mit verstärkter Röntgenstrahlenabsorption, wie z. B. Knochen, dunkel dargestellt (*Verdichtung* oder *Verschattung*).
Objekte mit verminderter Absorption, z. B. Lungengewebe, erscheinen hell (*Aufhellung*).
Domäne der Durchleuchtung ist die Untersuchung des *Thoraxraumes* und des *Verdauungstraktes*. Vor den hellen Lungen können die Schatten des

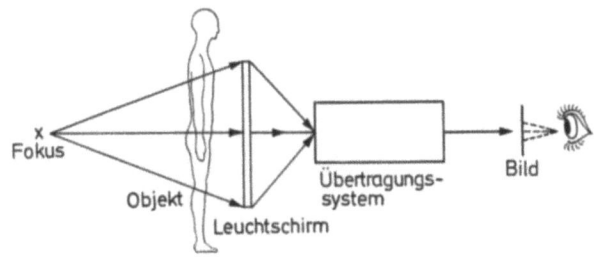

Abb. 4.15. Bildentstehung bei der Durchleuchtung

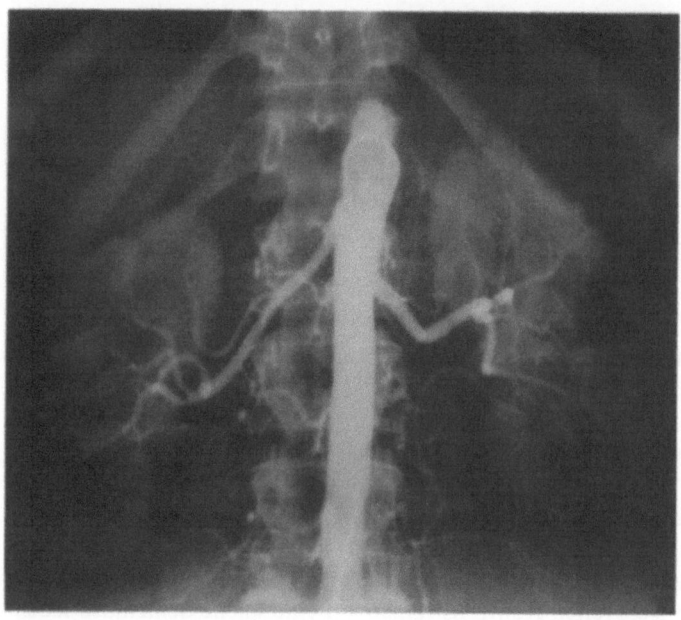

Abb. 4.16. Katheteraortographie mit Darstellung beider Nierenarterien und der Nieren

Herzens, der großen Gefäße, der Rippen und des Zwerchfells identifiziert und im Hinblick auf ihre Funktion analysiert werden.
Gleiches gilt für die *Einführung von Kathetern,* z. B. zur Darstellung der Arterien, Venen, Herzinnenräume oder von Fistelgängen (Abb. 4.16). Unter Durchleuchtungskontrolle sind der Kontrastmittelfluß, die Kontrastmittelverteilung und u. U. die Funktion eines Organes erkennbar (Beispiel: Kontrastmitteldurchtritt durch die Niere).
Da das Durchleuchtungsbild außerordentlich lichtschwach ist und nur im verdunkelten Raum bei ausreichender Dunkeladaptation beobachtet werden kann, wird es heute mittels einer *Bildverstärkerfernsehkette* auf einen Monitor übertragen, der bei Tageslicht betrachtet werden kann.

4.2.3 Schichtaufnahmen

> Fragestellungen, die zur Anfertigung von Schichtaufnahmen führen
> Aussagewert der Methode anhand von einfachen, normalen und pathologischen Verschattungen im Thoraxraum und am Skelet

Bei der Schichtuntersuchung oder Tomographie werden nur die Strukturen in der Drehpunktebene scharf abgebildet (Abb. 4.17).

Indikationen zur Schichtuntersuchung sind z. B. dichte Verschattungen innerhalb eines Lungenabschnittes, hinter denen ein Zerfallsherd vermutet wird (tuberkulöse Kaverne oder Abszedierung). Mit Hilfe der Tomographie lassen sich solche Kavernen im Hinblick auf ihre Lage und Ausdehnung oft auch zusammen mit dem sog. Drainagebronchus übersichtlich darstellen.

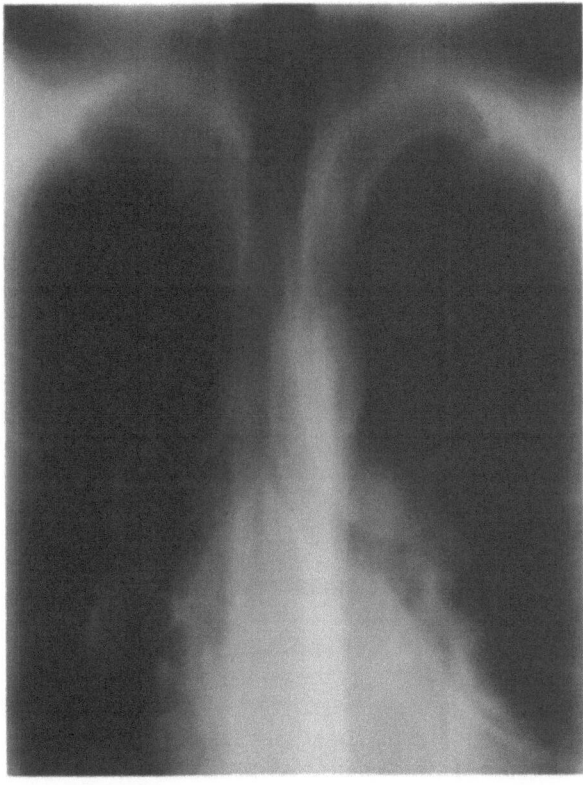

Abb. 4.17. Schichtaufnahme der Trachea und der Stammbronchien. Normalbefund

Zusätzliche Information liefert die Tomographie auch am Skelet; z. B. innerhalb einer ausgedehnten Sklerosierung auf dem Boden einer chronischen Osteomyelitis können sog. Knochensequester als Ursache einer dauernden Eiterung identifiziert werden. Fremdkörper (Granatsplitter, Geschosse usw.) können in ihrer Beziehung zu Nachbarorganen (Herz, große Gefäße usw.) genau lokalisiert werden.

Die Tomographie wird nahezu routinemäßig beim Ausscheidungsurogramm angewandt (sog. Nephrotomographie). Der Wert der Schichtuntersuchung beruht hier auf der überlagerungsfreien Darstellung der Niere, deren Beurteilung häufig durch gasgefüllte Darmschlingen im Nativbild beeinträchtigt wird.

Ähnliches gilt für die überlagerungsfreie Darstellung der Gallenblase und der extrahepatischen Gallenwege. Hier gelingt es nicht selten, kleine Konkremente unmittelbar vor der Papilla Vateri als rundliche Aufhellung innerhalb des kontrastmittelgefüllten Ductus choledochus sichtbar zu machen.

4.2.4 Schirmbildaufnahmen

Anwendungsbereiche und Grenzen

Bei der Schirmbildphotographie wird ein Durchleuchtungsbild lichtphotographisch abgebildet. Da das Durchleuchtungsbild außerordentlich lichtschwach ist, sind hochwertige optische Systeme notwendig. Im allgemeinen werden quadratische Filme von 7 oder 10 cm Kantenlänge verwandt. Obwohl die Auflösung nicht ganz die einer normalen Röntgenaufnahme erreicht, wird die Schirmbildphotographie aus Ersparnisgründen für die *Röntgenreihenuntersuchung* eingesetzt. Mit ihrer Hilfe lassen sich pathologische Veränderungen erfassen; die nähere Analyse muß jedoch der Großformat-Röntgenaufnahme, der Durchleuchtung und den Spezialuntersuchungen überlassen werden.

4.2.5 Computertomographie

Aussagewert an Kopf und Rumpf

Bei der Computertomographie erhält man die Abbildung eines dünnen Körperquerschnittes ohne Überlagerungen durch benachbarte Strukturen. Mit hoher Meßgenauigkeit können selbst geringe Absorptionsunterschiede erfaßt und damit im Gegensatz zur konventionellen Röntgendiagnostik

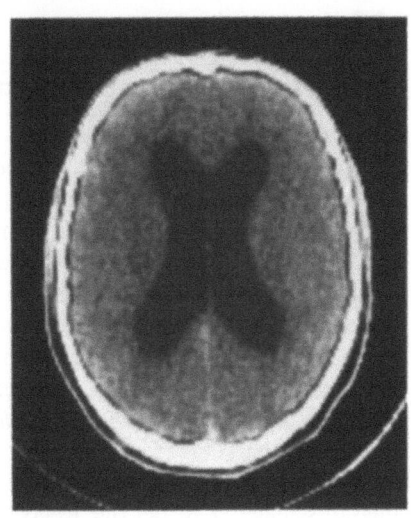

Abb. 4.18. Computertomographie des Schädels: Hydrocephalus internus

Organ- und Weichteilstrukturen sowie deren pathologische Veränderungen bei nur geringen Kontrastunterschieden dargestellt werden.
Im Bereich des *Schädels* steht die Diagnostik von Hirntumoren und Metastasen im Vordergrund, daneben posttraumatische Veränderungen wie Hämatome oder der apoplektische Insult. Ohne Zuhilfenahme von Kontrastmitteln ist die Bestimmung der Ventrikelgröße möglich; Hirnatrophie läßt sich leicht diagnostizieren; auch aus der Gesichtsschädeldiagnostik (Orbitatumoren) ist die Computertomographie nicht mehr hinwegzudenken (Abb. 4.18).
Im Bereich des *Thorax* lassen sich Tumoren der Thoraxwand und Bronchialkarzinome abgrenzen. Form, Lage und Ausdehnung von Mediastinaltumoren sind präzis zu lokalisieren. Selbst die Größe der Herzhöhlen sowie die Dicke des Septums und der Herzwände sind zu bestimmen.
Im Bereich des *Abdomens* erlaubt die Computertomographie die Darstellung der parenchymatösen Organe Leber, Milz, Pankreas und Nieren mit einer hervorragenden Treffsicherheit bei Tumoren, Zysten, Abszessen. Außerdem lassen sich pathologisch veränderte retroperitoneale Lymphknoten, ja selbst normale Nebennieren darstellen. Die Ausdehnung einer Raumforderung kann sicher festgelegt werden, wodurch eine Optimierung der Strahlentherapie ermöglicht wird (*Bestrahlungsplanung*).

4.2.6 Kymographie

Aussagemöglichkeiten (z. B. Perikarderguß, Herzwandaneurysma)

Die Kymographie erlaubt die röntgenologische Beurteilung von *Organbewegungen.* Randbewegungen des Organs werden auf dem Film als Zacken abgebildet. Aus ihrer Größe und Form, der Reihenfolge und dem Ausfall der Zacken sind diagnostische Schlüsse zu ziehen.

So sind bei *Perikarderguß* die Randbewegungen hochgradig vermindert; gleiches gilt für das *Herzwandaneurysma,* das im Vergleich zu den normalen Zacken der übrigen Herzbewegung eine Zone deutlicher Abflachung bzw. paradoxer Randbewegungen zeigt. Besonders große Lateralbewegungen sind z. B. beim *Vorhofseptumdefekt* an den zentralen Lungengefäßen nachweisbar.

Bei der Beurteilung der *Zwerchfellbewegung* lassen sich paradoxe Bewegungsausschläge (z. B. bei der Relaxatio diaphragmatica) oder aber Einschränkungen der Zwerchfellbeweglichkeit (bei Verschwielung, Hernie usw.) sichtbar machen.

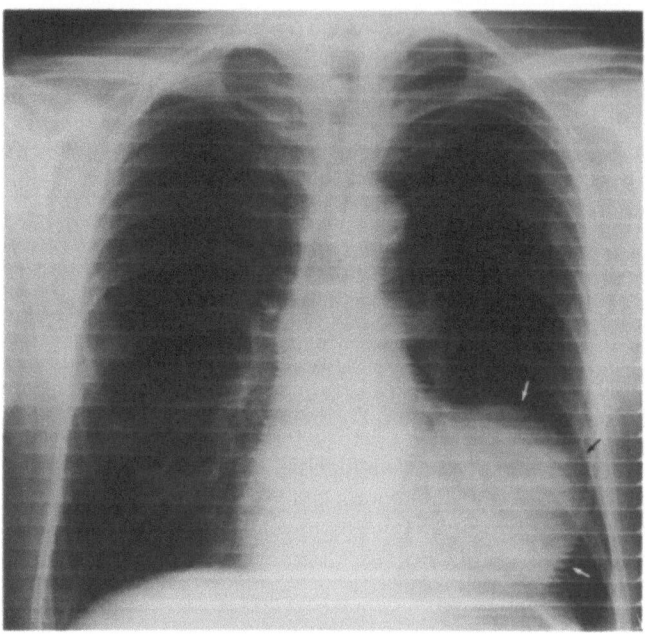

Abb. 4.19. Kymographie des Herzens: Herzwandaneurysma links *(Pfeile)* mit paradoxen Bewegungsausschlägen in Höhe der den Herzschatten überragenden rundlichen Verschattung

4.2.7 Kontrastdarstellung des Herzens und der Gefäße; Kinematographie

> Aussagewert von Angiokardiographie, Koronarographie, Aortoarteriographie, Phlebographie, Splenoportographie anhand der Röntgenanatomie und der wichtigsten angeborenen und erworbenen Erkrankungen am Herzen und an den Gefäßen

Während *Nativaufnahmen* im allgemeinen keine Aussagen über den Zustand der Gefäße erlauben (Ausnahme: Gefäßverkalkung), sind sie wichtige Basisdiagnostika für das Herz und die herznahen Gefäße. Standardprojektionen sind Röntgenaufnahmen des Thorax in 2 Ebenen (posterior-anterior, seitlich) und evtl. zusätzlich in linker vorderer und rechter vorderer Schrägstellung.

Typische Veränderungen bei Linksherzüberlastung: Die Vergrößerung des linken Ventrikels zeigt sich in einer Verlagerung der gerundeten Herzspitze nach links lateral im p. a.-Bild und seitlich durch Verlagerung der Speiseröhre nach dorsal unter Ausfüllung des Retrokardialraums. Wird der Vorhof im Herzschatten sichtbar, besteht eine Vergrößerung des linken Vorhofes.

Typische Veränderungen bei Rechtsherzüberlastung: Die Vergrößerung des rechten Ventrikels zeigt sich in einer Vergrößerung des Breitendurchmessers und Verstreichen der Herztaille im p.-a. Bild. Seitlich wird der Retrosternalraum durch die Verlängerung der Ausflußbahn des rechten Ventrikels verschattet. Der Pulmonalbogen wird prominent, die zentralen Pulmonalarterien sind erweitert.

Beidseitige abnorme Belastung des Herzens: Im p.-a. Bild ist der Herzschatten nach rechts und links verbreitert mit Verstreichen der Herztaille, und im Seitbild findet sich eine Verbreiterung des Herzschattens nach ventralkranial unter Einengung des Retrosternal- und Retrokardialraumes.

Reihenfolge der röntgenologischen Methoden zur Abklärung kongenitaler und erworbener Anomalien
1. Röntgenaufnahmen des Thorax in zwei Ebenen mit Ösophagusbreischluck
2. Herzkatheteruntersuchung
3. Angiokardiographie

Röntgenveränderungen bei Aortenklappenfehler
1. Vergrößerung des linken Ventrikels
2. Erweiterung der Aorta
3. Evtl. Klappenkalk

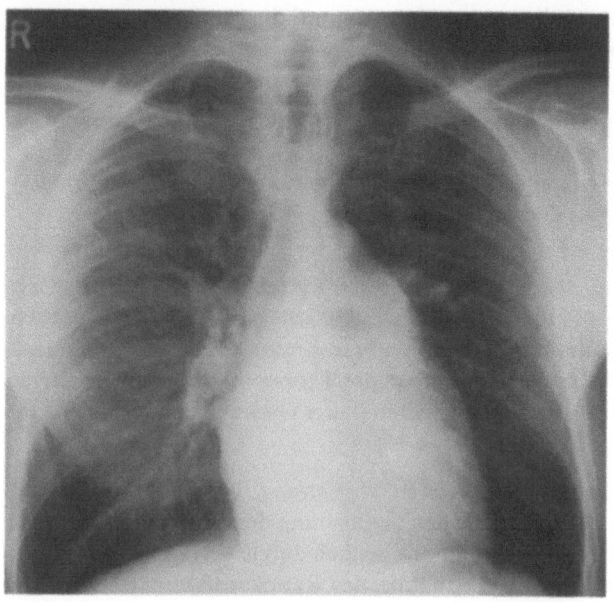

Abb. 4.20. Thoraxaufnahme bei Mitralstenose: Deutliche Vergrößerung des Herzens, besonders des rechten Ventrikels, prominenter Pulmonalbogen, Erweiterung der zentralen Lungenarterien und periphere Stauungszeichen

Röntgenveränderungen bei Mitralinsuffizienz
1. Vergrößerung des linken Vorhofes und des linken Ventrikels
2. Vergrößerung des rechten Ventrikels
3. Erweiterung der A. pulmonalis und der Hilusgefäße

Röntgenveränderungen bei Mitralstenose (Abb. 4.20)
1. Vergrößerung des linken Vorhofs und des rechten Ventrikels
2. Erweiterung der A. pulmonalis und der Hilusgefäße

Einige angeborene Herzfehler

Isthmusstenose der Aorta
1. Herz nach links verbreitert durch Vergrößerung des linken Ventrikels
2. Erweiterung der Aorta ascendens
3. Fehlender oder schmaler Aortenknopf
4. Einschnürung der Aorta unterhalb des Bogens
5. Dilatation der Aortenbogengefäße links (A. subclavia)
6. Verstärkte Pulsation der Aorta ascendens und der Halsgefäße
7. Rippenusuren

Pulmonalstenose (Abb. 4.21)
1. Herz normal groß oder leicht verbreitert
2. Vorwölbung des vergrößerten rechten Ventrikels nach vorn
3. Prominenz der poststenotisch dilatierten Pulmonalarterie (bei der valvulären Stenose, nicht bei der subvalvulären Form)
4. Schmale oder normale, periphere Pulmonalarterien (verminderte Lungengefäßzeichnung)
5. Im Angiokardiogramm direkter Nachweis der Stenose und Trennung in valvuläre, sub- und supravalvuläre Formen

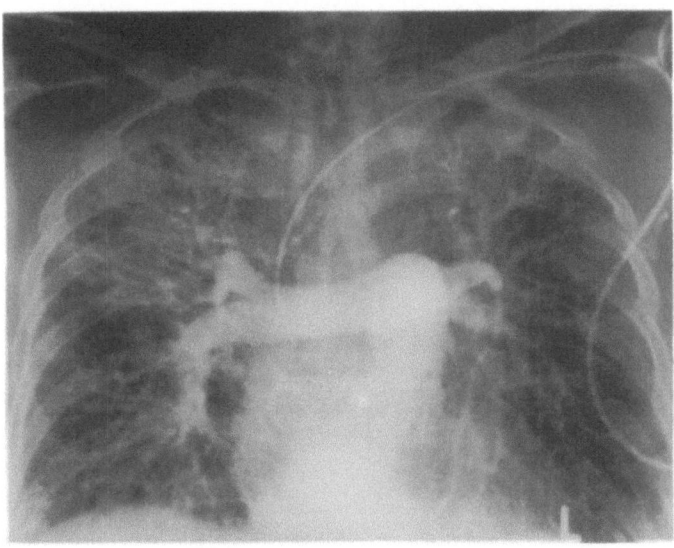

Abb. 4.21. Pulmonalarteriographie: Normalbefund

Vorhofseptumdefekt
1. Herz meist nach links verbreitert mit ausgefüllter Herzbucht
2. Vorwölbung des Herzens nach vorn oben im linken Seitenbild durch den dilatierten Ausflußtrakt des rechten Ventrikels
3. Dilatation der Pulmonalarterie und ihrer Äste mit verstärkten Hiluspulsationen (vermehrte Lungengefäßzeichnung)
4. Schmale Aorta
5. Beim Herzkatheterismus direkte Sondierung des Vorhofseptumdefektes möglich; der Katheter verläuft dann vom rechten Vorhof durch den Defekt in den linken Vorhof und von dort in eine Lungenvene. Die Veränderungen können nach Kontrastmittelinjektionen deutlicher gemacht werden

Fallot-Tetralogie
Dieser häufigste angeborene Herzfehler mit Zyanose besteht aus Pulmonalstenose, Ventrikelseptumdefekt, reitender Aorta und einer Hypertrophie des rechten Ventrikel.

Röntgenbefunde
1. Herz oft normal geformt und normal groß
2. Ausgeprägte Herzbucht mit fehlendem Pulmonalissegment
3. Verlagerung des Aortenursprungs im linken Schrägbild nach vorn
4. Vorwölbung des vergrößerten Ventrikels und auch oft des rechten Vorhofs im linken Schrägbild nach vorn
5. helles Aortenfenster im linken Schrägbild
6. schmale Lungenarterien und helle Lungenfelder
7. im Angiokardiogramm gleichzeitige Kontrastmittelfüllung von weiter Aorta und schmalen Lungengefäßen bei Füllung des rechten Herzens; Nachweis der reitenden Aorta und der Pulmonalstenose
8. VSD, Ductus Botalli, Transposition der großen Gefäße

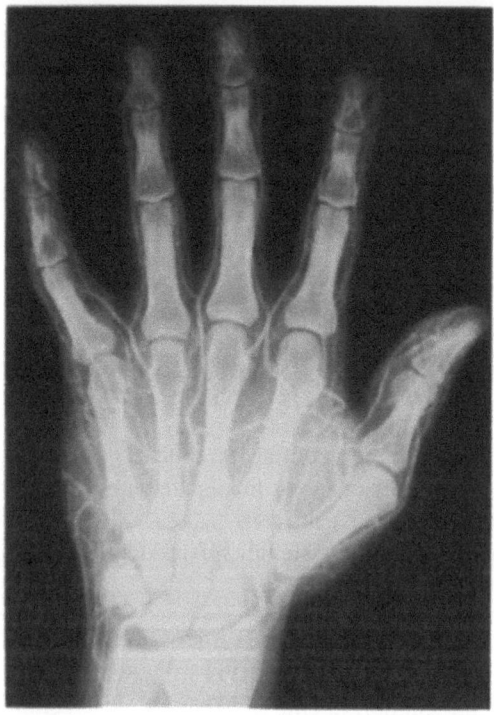

Abb. 4.22. Arteriographie der Hand: Normalbefund (die Kontrastmittelinjektion erfolgte in die A. brachialis oberhalb der Ellenbeuge)

Koronarographie: Nach selektiver Sondierung der Abgänge der beiden Koronararterien von der A. brachialis (Sones-Technik) oder A. femoralis (Judkins-Technik) wird Kontrastmittel injiziert und es kommt zur Darstellung von Stenosen und Verschlüssen der Koronararterien, von Gefäßanomalien, nicht zuletzt zur Vorbereitung operativer Maßnahmen (Bypass) und postoperativer Kontrolle.

Aortoarteriographie: Indikation sind in erster Linie die arterielle Verschlußkrankheit (Gefäßstenose – Verlagerung – Verschluß), daneben Aneurysma, arteriovenöser Kurzschluß, posttraumatische und postoperative Veränderungen (Abb. 4.22).

Phlebographie: Hauptindikation ist die Darstellung der tiefen Beinvenenstämme bei Varikose (primäre oder sekundäre Varikose?); frühzeitiger Nachweis einer tiefen Venenthrombose (Kontrastmittelaussparungen); Nachweis von Behinderungen des venösen Abflusses (Tumor, Narbe usw.).

Splenoportographie: Sie dient der Darstellung des Pfortadersystems bei portaler Hypertension zur Operationsplanung, zur genauen Druckbestimmung und präoperativen Planung von Umgehungsoperationen (mesenteriko-kavaler Shunt, spleno-renaler Shunt usw.). Sie wird meist als Arterioportographie nach Kontrastmittelinjektion in die A. lienalis durchgeführt.

4.2.8 Lymphographie

Möglichkeiten und Grenzen des Verfahrens (Tumormetastasen und Systemerkrankungen)

Mit Hilfe der Lymphographie lassen sich sowohl die Lymphgefäße an den Extremitäten als auch die Lymphknoten darstellen. Indikation der Wahl sind Systemerkrankungen der Lymphknoten, insbesondere die Lymphogranulomatose, das Non-Hodgkin-Lymphom, aber auch Metastasen anderer Primärtumoren (Hodentumor, malignes Melanom usw.) (Abb. 4.23).
Die Entscheidung über pathologische Veränderungen kann außerordentlich schwierig sein, da abgelaufene Entzündungen (z. B. Lymphangitis nach Interdigitalmykose) ebenfalls Kontrastaussparungen innerhalb der Lymphknoten hervorrufen können.
Schlecht zu beurteilen sind die Lymphknoten unterhalb des Zwerchfells bis etwa in Höhe des 2. LWK, also in der Umgebung des Duodenums. Sie sind besser durch die Computertomographie zu erfassen.

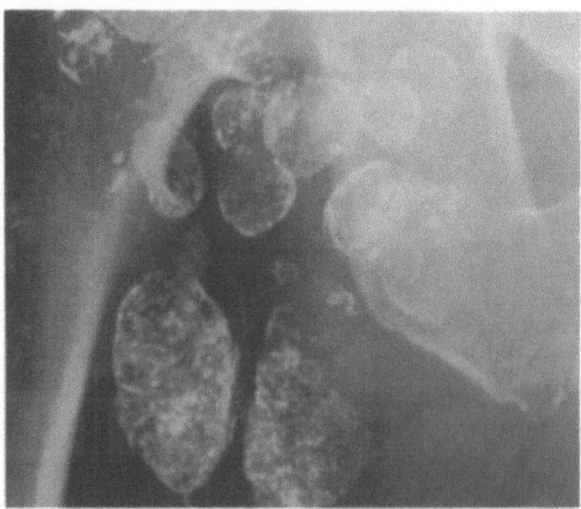

Abb. 4.23. Lymphadenogramm: Darstellung erheblich vergrößerter Lymphknoten in der rechten Leiste mit zahlreichen exzentrisch gelegenen Füllungsdefekten bei malignem Lymphom (Aufnahme 24 h nach Kontrastinjektion in ein Fußrückenlymphgefäß)

4.2.9 Zerebrale Angiographie, Pneumenzephalographie und Myelographie

Aussagewert bei intrakraniellen und intraspinalen Raumforderungen und Gefäßprozessen

Die *zerebrale Angiographie*, lange Zeit wichtigstes Diagnostikum zur Darstellung von Raumforderungen im Schädel, ist als Suchmethode von der Computertomographie abgelöst worden. Ihre Indikationen sind primäre Gefäßveränderungen (z. B. stenosierende Arteriosklerose der extrakraniellen Hirngefäße, Aneurysmen, arteriovenöse Kurzschlußverbindungen, Gefäßgeschwülste; s. Abb. 4.24). Sie ist jedoch auch dann indiziert, wenn wegen eines Hirntumors ein operativer Eingriff vorgesehen ist. Die Arteriographie erlaubt darüber hinaus die Darstellung intraspinaler Hämangiome. Über ihre diagnostische Bedeutung hinaus erlaubt sie insbesondere bei Gefäßgeschwülsten und arteriovenösen Kurzschlußverbindungen die Embolisationsbehandlung mit Hilfe der röntgenologischen Kathetertechnik.

Die *Pneumenzephalographie* zur Darstellung des Ventrikelsystems hat durch die Einführung der Computertomographie ebenfalls wesentlich an Bedeutung verloren. Sie ist zwar immer noch indiziert bei Tumoren inner-

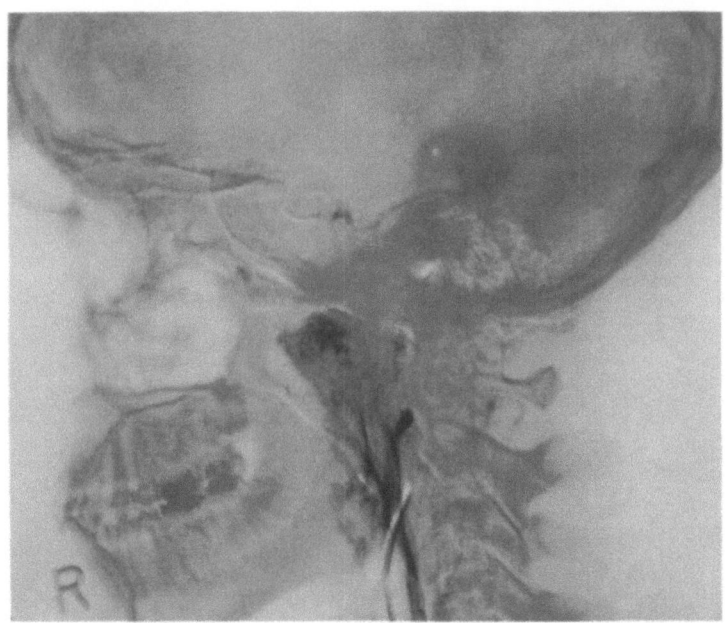

Abb. 4.24. Selektive Angiographie der A. carotis externa und Darstellung eines sog. Glomustumors, der im Subtraktionsbild unterhalb der Schädelbasis als gut abgegrenzte, gefäßreiche, schattengebende Struktur erkennbar ist

halb des Ventrikelsystems und bei gewissen Formen des Hydrozephalus, wird jedoch nur noch selten angewandt.

Myelographie: Pathologische Befunde in Form eines Kontrastmittelstops oder Aussparungen werden durch Zielaufnahmen festgehalten. Mit ihrer Hilfe gelingt es, umschriebene Raumforderungen bei Tumoren (intra- und extraspinal, intra- und extradural) zu diagnostizieren, daneben auch Verwachsungen auf dem Boden der Arachnitis, Kompression durch epidurale Hämatome, Knochenfragmente oder spondylotische Randwülste darzustellen. Die Hauptindikationen sind heute Diskushernien mit Wurzelkompression im Lumbalbereich.

4.2.10 Cholezystocholangiographie

Aussagewert aufgrund der Röntgenanatomie und pathologisch-anatomischer Grundlagen für mechanische und funktionelle Hindernisse nach oraler und parenteraler Kontrastmittelapplikation

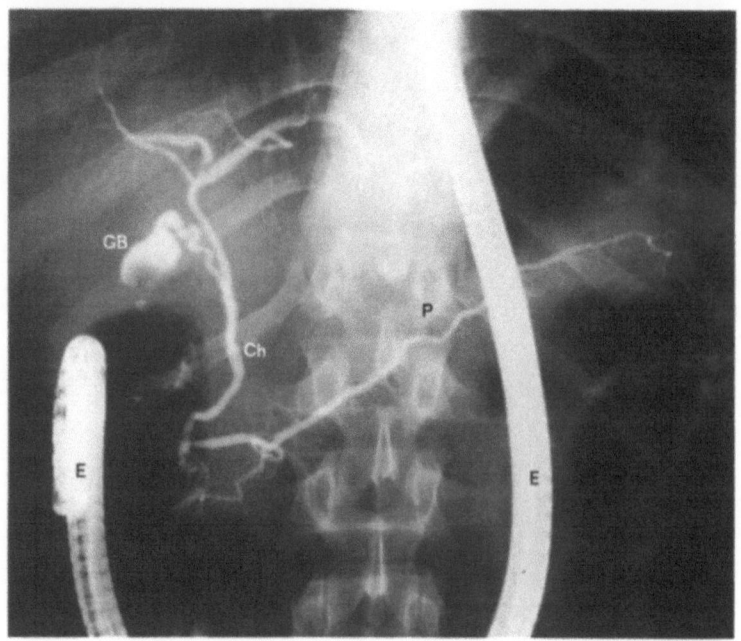

Abb. 4.25. Endoskopisch-retrograde-Cholangiopankreatikographie (ERCP): E = Endoskop im Magen und Duodenum erkennbar; P = D. pancreaticus; Ch = D. choledochus; GB = Gallenblase. Die rundliche Aussparung im Fundus der sehr kleinen Gallenblase entspricht einem Gallenstein

Gallengänge und -blase können auf indirektem und direktem Wege sichtbar gemacht werden:

Indirekt: Verabreichung eines oralen Kontrastmittels, das im Dünndarm resorbiert und über die Gallenwege ausgeschieden wird (Biloptin, Osbil u.a.). Mit Hilfe dieser Kontrastmittelapplikation gelingt es, die Gallenblase zu kontrastieren: *orale Cholezystographie.*
Mittels intravenöser Injektion oder Infusion (Biligrafin, Endomirabil) lassen sich auch die Gallengänge zur Darstellung bringen: *intravenöse oder Infusionscholegraphie.*
Indikationen zur indirekten Cholegraphie sind in erster Linie Konkremente in Gallenblase und Gallengängen, Stenosen und Erweiterungen sowie Anomalien.

Direkt: Methode der Wahl zur direkten Darstellung der Gallenwege ist die endoskopisch-retrograde Cholangiographie, bei welcher sich häufig auch der Gallengang mit darstellt (*Cholangiopankreatikographie = ERCP*) (Abb. 4.25). Bei dieser Technik wird über ein Endoskop die Papilla Vateri eingestellt, sondiert und Kontrastmittel unter Fernseh-Bildverstärkerkontrolle injiziert.

Mißlingt die ERCP, so besteht die Möglichkeit der Direktpunktion des Gallengangssystems perkutan, transhepatisch = *perkutan-transhepatische Cholangiographie* (PTC), wobei die Punktion vom 10. ICR in der Medioaxillarlinie rechts vorgenommen wird.

Während der Laparoskopie besteht außerdem die Möglichkeit, die Gallenblase zu punktieren oder Kontrastmittel mittels Leberpunktion in die Gallengänge zu injizieren: *laparoskopische Cholezystangiographie.*

Schließlich ist intra- und postoperativ eine Darstellung der Gallenwege über ein sog. Kehr'sches-T-Drain möglich = *intra- bzw. postoperative Cholegraphie.*

Indikationen zur direkten Cholangiographie sind Veränderungen an den Gallenwegen, die mit *Verschlußikterus* einhergehen: Gallensteine, entzündliche und neoplastische Veränderungen, Pankreaserkrankungen sowie intra- und postoperative Kontrolluntersuchungen.

Neben der Darstellung des Gallengangssystems besteht bei der endoskopisch-retrograden Cholegraphie die Möglichkeit einer *Papillenspaltung und Steinextraktion* und bei der perkutan-transhepatischen Cholangiographie kann ein Katheter zur *palliativen Galleableitung* bei Verschlußikterus eingelegt werden.

Bei den indirekten Methoden sind Kontrastmittelunverträglichkeitsreaktionen häufiger als bei den nierengängigen Kontrastmitteln. Bei den direkten Methoden besteht die Möglichkeit der Entstehung einer Pankreatitis (nach ERCP) oder einer Blutung bzw. Gallenfistel (nach PTC).

4.2.11 Bronchographie

Hauptsächliche Indikationen (Bronchustumoren und Bronchiektasen)

Bei der Bronchographie wird Kontrastmittel über einen durch den Larynx eingeführten Katheter in die Trachea und das Bronchialsystem appliziert. Die Untersuchung erfolgt in Lokalanästhesie, gelegentlich in Vollnarkose, wenn zusätzlich eine Bronchoskopie durchgeführt wird. Die modernen Kontrastmittel zur Bronchographie (Propyliodon, Hytrast) verteilen sich sehr schnell über die Schleimhaut des Tracheobronchialsystems, das bis in die feinsten Verästelungen sichtbar gemacht werden kann (Abb. 4.26).
Indikationen zur Bronchographie sind in erster Linie Bronchiektasien, chronisch deformierende Veränderungen (deformierende Bronchitis), Tumoren der Atemwege und Anomalien.

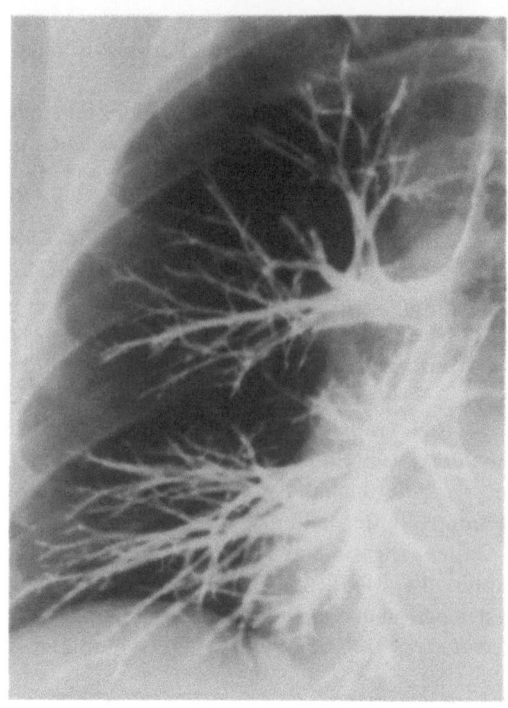

Abb. 4.26. Bronchographie: Darstellung aller Bronchialsegmente mittels eines jodhaltigen Kontrastmittels, das über einen Katheter transglottisch appliziert wird. Beachte die Erweiterung der basalen Segmente im Sinne beginnender Bronchiektasen

Die Untersuchung geht mit einer deutlichen Schleimhautreizung einher (Hustenreiz); möglich ist die Auslösung einer Bronchitis oder gar einer Pneumonie.

4.2.12 Arthrographie

Anwendungsbereich (vor allem Knie- und Hüftgelenke)

Die nähere Untersuchung des röntgenologischen „Gelenkspaltes" erfordert die Anwendung von Kontrastmitteln: *Arthrographie* (Abb. 4.27).
Negative Kontrastmethode: Insufflation von Luft in den Gelenksspalt.
Positive Kontrastmethode: Injektion eines trijodierten Kontrastmittels.
Doppelkontrastmethode: Insufflation von etwa 60 ml Luft und 3 ml eines 76%igen Kontrastmittels.

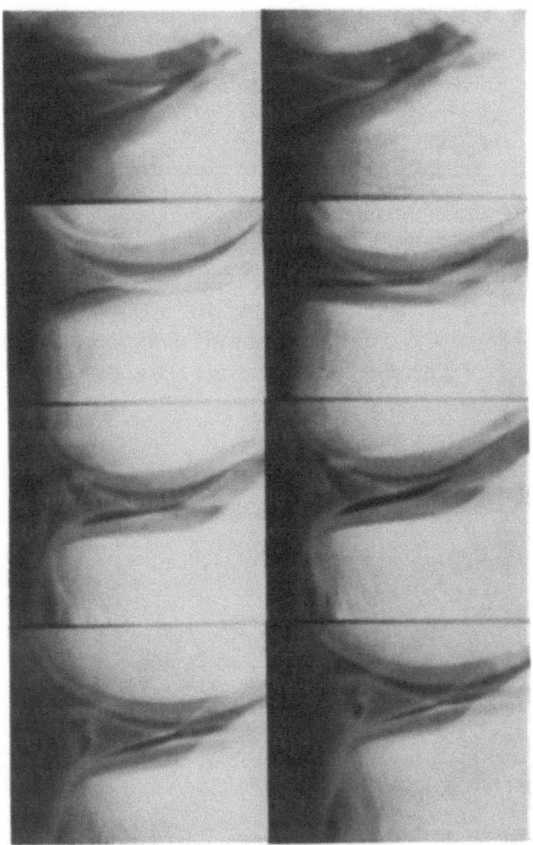

Abb. 4.27. Arthrographie des Kniegelenkes mit Darstellung des lateralen Meniskus im Doppelkontrast (3 ml eines jodhaltigen Kontrastmittels – Urografin – und 40 ml Luft). Normalbefund

Indikationen zur Arthrographie sind krankhafte Veränderungen am Meniskus mit atypischer, klinischer Symptomatik. Diese Indikation betrifft in erster Linie das Kniegelenk. Mit Hilfe der Doppelkontrastmethode sind auch Knorpelschäden, freie Gelenkskörper, Bandläsionen sowie Bursaerkrankungen sichtbar zu machen. Am Hüftgelenk wird die Arthrographie besonders bei der kindlichen Hüftluxation angewandt. Zunehmende Bedeutung erhält sie bei der Verletzung des Kapselapparates verschiedenster Gelenke.

4.2.13 Verdauungstrakt

Anwendungsbereich der Röntgen-Kontrastuntersuchung des Magendarmtraktes (Ulcus, Divertikel, Tumor, Entzündung, Ileus, Fistel, Perforation)

Kontrastmittel der Wahl zur Röntgenuntersuchung des Verdauungstraktes ist die Bariumsulfatsuspension. Sie wird heute zusammen mit Luft bzw. Kohlendioxid als Doppelkontrasttechnik durchgeführt und erlaubt eine hervorragende Darstellung des gesamten Gastrointestinaltraktes (Abb. 4.28 u. 4.29), und zwar sowohl *funktioneller Störungen* (Ösophagusspasmen, Hyperperistaltik einzelner Darmabschnitte) als auch *morphologischer Veränderungen:*

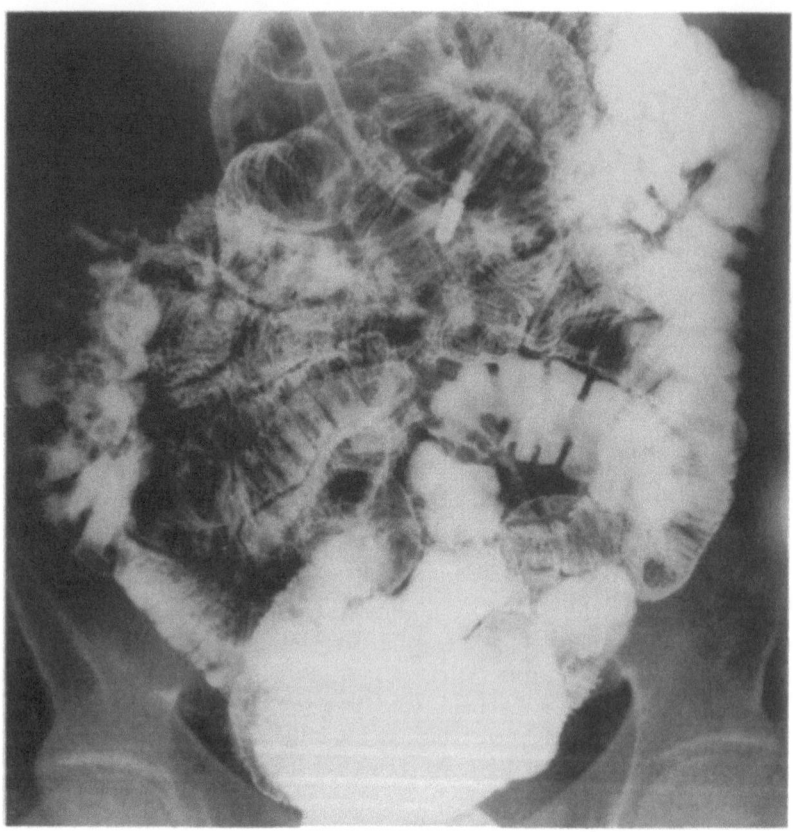

Abb. 4.28. Dünndarmdarstellung über eine Duodenalsonde (Methode nach Sellink). Normalbefund

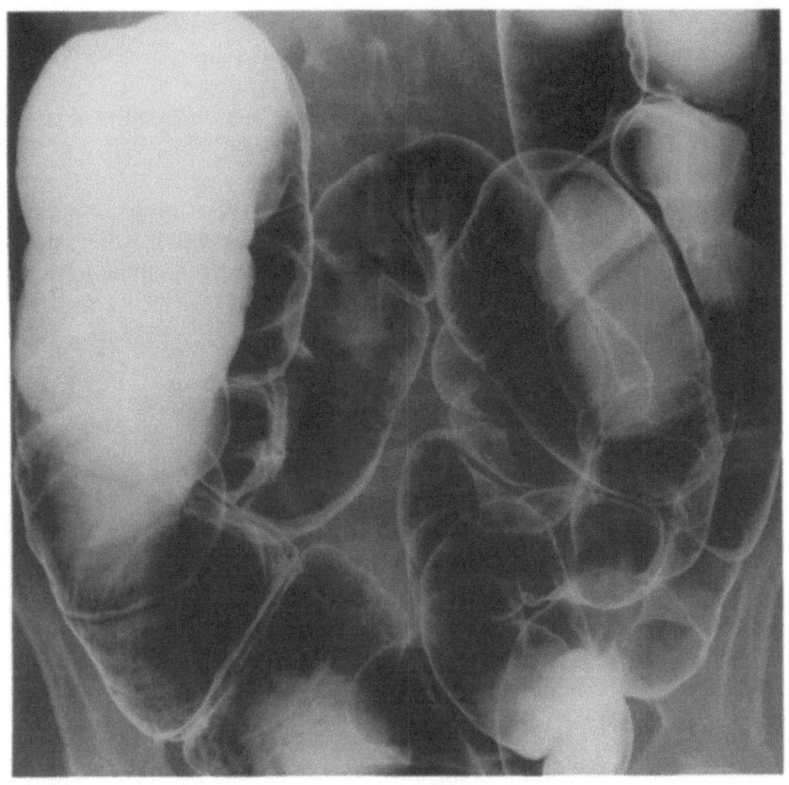

Abb. 4.29. Colonkontrasteinlauf: Doppelkontrastmethode. Normalbefund

Anomalien: Hypoplasie, Aplasie, Duplikation eines Darmabschnittes
Entzündung: Ösophagitis, M. Crohn, Colitis
Tumoren: Ösophaguskarzinom, Magenkarzinom, Dickdarmpolyp
Ulzera: Magen- und Duodenalgeschwür

Der Kontrastmittelapplikation muß eine Durchleuchtung bzw. *Nativaufnahme* vorausgehen, um eine Perforation auszuschließen (freie Luft unter dem Zwerchfell). Bei Penetrationserscheinungen bzw. eingetretener Perforation ist die Verwendung von Bariumsulfat kontraindiziert (drohende Bariumperitonitis). In solchen Fällen ist die Verwendung wasserlöslicher Kontrastmittel vom Typ des Gastrografins vorzuziehen.

Mit Hilfe der Nativaufnahme ist der Geübte in der Lage, Passagebehinderungen (Ileus) zu erkennen, das Hindernis bereits grob zu lokalisieren, sowie Fremdkörper sichtbar zu machen. Außerdem sind Lage und Größe der parenchymatösen Organe sowie pathologische Kalkeinlagerungen zu

differenzieren. Mit Hilfe der modernen Doppelkontrastmethode gelingt es bis zu wenige Millimeter große Polypen bei adäquater Untersuchungstechnik zu diagnostizieren.
Röntgenologisches Leitsymptom für das Ulkus (= Schleimhautdefekt) ist die *Nische*, für den Tumor die Kontrastmittelaussparung, der sog. *Füllungsdefekt*.
Das *Divertikel* entspricht einer taschenartigen Aussackung, in welche Schleimhautfalten hineinziehen. *Fisteln* machen sich durch Kontrastmittelstraßen, die Darmschlingen untereinander verbinden können, bemerkbar.

4.2.14 Urogenitaltrakt

> Abgrenzung des Anwendungsbereiches der verschiedenen röntgenologischen Methoden (Leeraufnahme im Stehen und im Liegen; Ausscheidungsurogramm; Infusionsurographie: Nieren- und Nebennieren; retrograde Urographie; Zystographie) und ihr Aussagewert (Steine, Tumor, Entzündung, Reflux)

Standarduntersuchungsmethode der ableitenden Harnwege ist die *Abdomennativaufnahme:* Abgrenzung der Nierenschatten nach Form und Lage, Nachweis schattengebender Konkremente oder verkalkter Tumoren, Beurteilung des Psoasschattens, Veränderungen im kleinen Becken.
Sie geht der *Ausscheidungsurographie* (Abb. 4.30) voraus: Intravenöse Applikation von 20–40 ml eines hochprozentigen, wasserlöslichen Kontrastmittels und Anfertigung von Übersichtsaufnahmen des Abdomens nach 5, 15 und 30 min. In der frühen Ausscheidungsphase läßt sich das Parenchym, später das Nierenbeckenkelchsystem und dann die ableitenden Harnwege einschließlich der Blase darstellen. Bei drohender Niereninsuffizienz ist die *Infusionsurographie* mit einem größeren Kontrastmittel- und Flüssigkeitsangebot indiziert (Beispiel: Prostatahypertrophie).
Indikationen zur Ausscheidungsurographie sind Mißbildungen, entzündliche Veränderungen, Tumoren, Konkremente, Nierenarterienstenose (Frühurogramm schon 1 min nach Kontrastinjektion) und das Nierentrauma.
Bei fehlender Darstellung der Niere im Urogramm (sog. *stumme Niere*) kann die *retrograde Urographie* indiziert sein: nach Zystoskopie Einführung eines Katheters über das Ureterostium bis zum Nierenbecken und Kontrastmittelapplikation. Mit Hilfe dieser Methode können Hindernisse im ableitenden Harnsystem sichtbar gemacht werden (Nierenbeckentumor, Nierenbeckenkonkrement, Blutkoagel usw.).
Nachteil der Methode ist die Möglichkeit der Keimverschleppung (aszendierende Pyelitis) und der sog. pyelorenale Reflux.

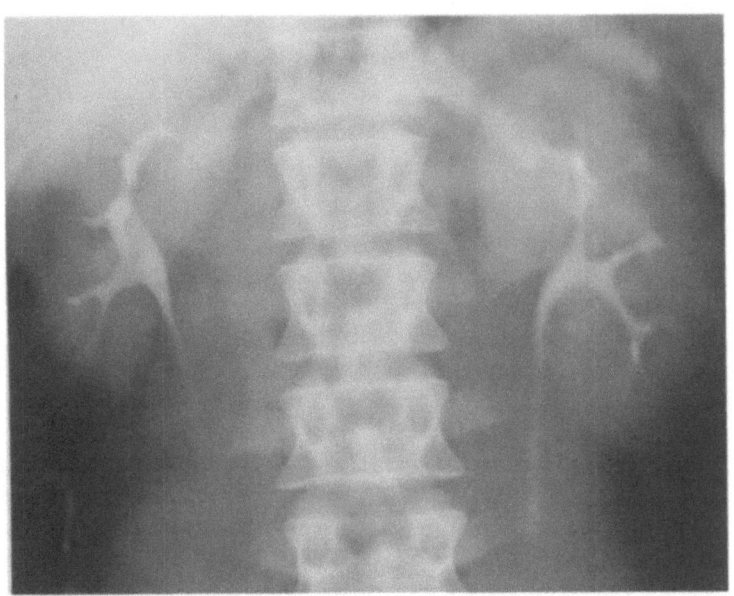

Abb. 4.30. Ausscheidungsurographie mit Schichtaufnahme (Nephrotomographie): Normalbefund

Mit Hilfe der *Zystographie* lassen sich neben Tumoren, Divertikeln und Impressionen aus der Nachbarschaft (Prostata) auch pathologische Refluxmechanismen (vesikoureteral bzw. vesikorenal) als häufige Ursache von Erweiterungen der ableitenden Harnwege sichtbar machen (*Miktionszystourethrogramm = MCU*).

Weiterführende Methode zur Darstellung der Nieren und Nebennieren ist die Angiographie (Nieren-Nebennieren-Arteriographie; Nieren-Nebennieren-Phlebographie).

Die Computertomographie hat in den letzten Jahren wesentliches zur Diagnostik raumfordernder Prozesse im ableitenden Harntrakt beigetragen, die Ausscheidungsurographie jedoch nicht ersetzen können.

Literatur

Becker J, Kuhn HM, Wenz W, Willich E (1980) Kursus Radiologie und Strahlenschutz. 3. Aufl. Springer, Berlin Heidelberg New York
Hundeshagen H (Hrsg) (1978) Radiologie. Springer, Berlin Heidelberg New York
Schlungbaum W (1979) Medizinische Strahlenkunde. 6. Aufl. De Gruyter, Berlin New York
Thurn P, Büchler E (1979) Einführung in die Röntgendiagnostik. 6. Aufl. Thieme, Stuttgart
Wenz W (Hrsg) (1978) Studienbuch Radiologie. Kohlhammer, Stuttgart

5 Nuklearmedizin

Das Gebiet der Nuklearmedizin umfaßt die Anwendung von offenen Radionukliden in Diagnostik und Therapie. In der nuklearmedizinischen Diagnostik läßt sich unterscheiden zwischen In-vivo-Methoden mit Inkorporation eines Radionuklids und Strahlenexposition des Patienten einerseits (s. 5.1 und 5.3) und In-vitro-Methoden (ohne Strahlenexposition des Patienten) andererseits (s. 5.2).
Grundlagen der nuklearmedizinischen Anwendung von offenen Radionukliden sind, daß Radioisotope eines chemischen Elements die gleichen chemischen Eigenschaften der stabilen Isotope besitzen und so z. B. nach Inkorporation den gleichen Stoffwechselprozessen unterworfen sind und daß die von den Radioisotopen emittierten γ-Strahlen oder β-Teilchen einfach und exakt meßbar sind. Dadurch ist es mit geeigneten Meßgeräten möglich, die räumliche Verteilung eines inkorporierten Radionuklids im Körper zu erfassen und ggf. zeitliche Änderungen der Radioaktivitätsverteilung zu verfolgen, um Informationen über Lage, Form und Größe und vor allem über den Funktionszustand von Organen zu gewinnen. Andererseits ist es für den Nuklearmediziner wichtig, die biologischen Effekte der von den Radionukliden emittierten Strahlen zu beachten. Letzteres gilt nicht nur unter dem Gesichtspunkt der Strahlenexposition von Patienten und Personal, sondern stellt auch die Grundlage zu einer therapeutischen Anwendung von offenen Radionukliden dar.

5.1 Prinzipien nuklearmedizinischer In-vivo-Diagnostik: Erfassung der Kinetik radioaktiver Stoffe im Organismus

Grundbegriffe der Radionuklidkinetik: Verteilungsraum, Kompartiment, biologische und effektive Halbwertzeit

Zunächst sind einige Grundbegriffe der Radionuklidkinetik zu definieren:
1. *Verteilungsraum:* Derjenige (häufig fiktive) Raum (in Volumeneinheiten, l oder ml), in dem sich eine (radioaktiv markierte) Substanz mit der gleichen Konzentration wie im Blutplasma verteilt. Ein solcher Verteilungs-

raum kann ggf. aus einem System verschiedener Kompartimente zusammengesetzt sein.
2. *Kompartiment:* Derjenige Teil des Gesamtverteilungsraumes einer Substanz, in dem diese eine homogene Konzentration aufweist, die nicht mit der im Plasma übereinstimmen muß. Hier handelt es sich häufig um anatomische oder physiologische Untereinheiten des Gesamtverteilungsraumes.
3. *Pool:* Absolutmenge einer Substanz in ihrem Verteilungsraum oder in definierten Kompartimenten (Angabe in g oder Mol).
4. *Biologische Halbwertzeit (HWZ):* Zeitdauer (in min, h oder Tagen), innerhalb derer die Hälfte der Substanzmenge aus einem Verteilungsraum verschwindet.
5. *Effektive Halbwertzeit:* Zeitdauer, innerhalb derer die spezifische Radioaktivität eines Radionuklids (s. 5.4.3) in einem definierten Raum auf die Hälfte der Ausgangsradioaktivität absinkt. Die effektive HWZ steht zur physikalischen HWZ (s. 1.1.1, S. 4) des Radionuklids und zur biologischen HWZ der markierten Substanz (des Tracers) in folgender mathematischer Beziehung:

$$\frac{1}{(T \frac{1}{2} \text{eff})} = \frac{1}{(T \frac{1}{2} \text{biol})} + \frac{1}{(T \frac{1}{2} \text{phys})},$$

$$T \frac{1}{2} \text{eff} = \frac{(T \frac{1}{2} \text{biol}) \cdot (T \frac{1}{2} \text{phys})}{(T \frac{1}{2} \text{biol}) + (T \frac{1}{2} \text{phys})}$$

Die effektive HWZ wird also einerseits von der physikalischen Zerfallskonstanten, andererseits durch biologische Prozesse beeinflußt.

5.1.1 Messung der räumlichen Radioaktivitätsverteilung im Organismus (Radioaktivität als Funktion des Ortes)

> Erfassung der räumlichen Verteilung eines radioaktiven Stoffes im Organismus mit Hilfe der Szintigraphie
> Informationsgewinnung über Größe, Form, Lage und Speicherungsfähigkeit von Organen mit Hilfe der Szintigraphie
> Möglichkeit der Erkennung von Störungen der Radioaktivitätsspeicherung und deren Lokalisation

Wenn ein Radiopharmakon (s. 5.4.1) inkorporiert wird, kommt es unter dem Einfluß biologischer Prozesse zu einer in der Regel nicht gleichförmigen *Verteilung* der Substanz *im Organismus.* Diese Verteilung wird stets abhängig sein von den pharmakologischen Eigenschaften der applizierten Substanz. Für die nuklearmedizinische Diagnostik stehen Radiopharmaka mit gut definierter Organ- bzw. Gewebsspezifität zur Verfügung (s. 5.3). Nach Inkorporation wird ein solches Radiopharmakon in der Folgezeit seiner Gewebsspezifität entsprechend in dem betreffenden Organ zur Anreicherung kommen. Dieser Vorgang bildet die Grundlage der nuklearmedizinischen Lokalisationsuntersuchung; der Szintigraphie.

Szintigraphie: Meßtechnische Erfassung der dreidimensionalen Radioaktivitätsverteilung im Körper mittels geeigneter Geräte (rektilinearer Scanner oder Gammakamera) und zweidimensionale Dokumentation der Meßergebnisse in Bildform (Szintigramme; s. 5.3). Das technische Prinzip der Szintigraphie besteht darin, daß der Körper (eine Körperregion, ein Organ) mit Hilfe eines kollimierten Strahlendetektors (s. u.) abgetastet wird zur Erfassung der augenblicklichen Verteilung des inkorporierten, eine geeignete γ-Strahlung aufweisenden Radionuklids. Dabei werden *lokalisierte Differenzen der Radioaktivitätsanreicherung* bzw. *-verteilung* nach dem Prinzip der Analogmessung registriert und dokumentiert.

Da jedes inkorporierte Pharmakon im Organismus einem charakteristischen Verteilungsprozeß unterzogen wird, der nicht nur von bestimmten Körper- oder Organfunktionen, sondern letztlich von Faktoren wie Organperfusion und meist Zellfunktion abhängig ist, ergeben sich aus einem Szintigramm folgende Informationen: Die Basisinformationen betreffen *Position, Größe und Form des untersuchten Organs,* evtl. Verlagerungen oder Impressionen durch Nachbarorgane. Darüber hinaus können szintigraphisch erfaßte Abweichungen von dem „normalen Verteilungsmuster" des Radionuklids als Hinweise auf lokalisierte Störungen der Funktion des betreffenden Organs oder Gewebes gewertet werden. Dabei wird unterschieden zwischen 1. Positivszintigraphie: Hierbei stellen sich pathologische Prozesse durch eine gegenüber dem normalen Gewebe gesteigerte Radioaktivitätsanreicherung dar, und 2. Negativszintigraphie (vice versa).

Die szintigraphische Registrierung von räumlichen Differenzen der Radioaktivitätsspeicherung setzt ein entsprechendes Auflösungsvermögen der Geräte voraus. Beim rektilinearen Scanner, der einen kleineren Strahlendetektor aufweist, erfolgt das Abtasten der zu untersuchenden Körperregion durch automatisch geregelte, zeilenförmige Bewegung des Detektors (Szintigraphie mit bewegtem Detektor; Beispiel s. 5.3). Der Detektor besteht aus einem Szintillationskristall mit fokussierendem Viellochkollimator (Abb. 5.1). Dieser Kollimator bedingt, daß der Detektor jeweils nur die Radioaktivitätsanreicherung in einem relativ eng begrenzten Körperbereich erfassen und messen kann. Die Auflösung von Unterschieden in der Radioaktivitätsanreicherung ergibt sich durch die kontinuierliche Bewegung des Detektors in einer Ebene. Die Gammakamera besitzt einen wesentlich größeren Detektor mit Parallellochkollimator (Abb. 5.2). Damit kann die Radioaktivitätsverteilung in größeren Körperregionen simultan erfaßt und gemessen werden (Szintigraphie mit stehendem Detektor; Bei-

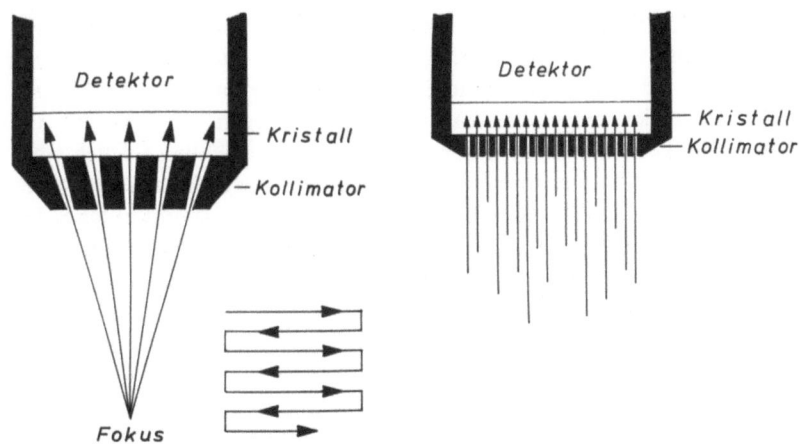

Abb. 5.1 *(links).* Fokussierender Viellochkollimator eines rektilinearen Scanners (Bohrungen rund oder hexagonal). *Rechts:* das Bewegungsschema von Detektor und damit Fokus im Untersuchungsobjekt

Abb. 5.2 *(rechts).* Schematischer Schnitt durch den Parallellochkollimator einer Gammakamera (u. U. bis zu 40 000 Löcher mit identischen Abmessungen, z. B. zylindrisch oder quadratisch)

spiel s. 5.3). Das Auflösungsvermögen des Kameradetektors beruht darauf, daß den Szintillationskristall nur parallel verlaufende Strahlen erreichen können, die notwendigerweise von räumlich getrennten Körper- bzw. Organregionen ausgehen müssen.

5.1.2 Messung der zeitlichen Radioaktivitätsverteilung im Organismus (Radioaktivität als Funktion der Zeit)

> Informationsgewinnung über die Kinetik interessierender Substanzen in Organen durch Zeit-Aktivitätskurven
> Möglichkeit der Gewinnung von Umsatzraten und Transitzeiten durch quantitative Auswertung der Zeit-Aktivitätskurven
> Gewinnung klinischer Information durch qualitative Kurvenauswertung (z. B. Feststellung eines Verschlusses des Harnleiters aus der Veränderung der Transit-(Passage-)Kurve der gesunden Niere zur Akkumulationskurve nach Injektion von radioaktiv markiertem EDTA)

Im Rahmen der nuklearmedizinischen Funktionsdiagnostik werden radioaktiv markierte Substanzen (mit γ-Strahlung) in sog. Spürdosen inkorporiert und damit in einen zu untersuchenden Funktionsablauf eingeschleust. Die sog. Tracertechnik als biologische Untersuchungsmethode setzt voraus, daß die applizierte Substanzmenge keinesfalls den Bereich einer pharmakodynamisch wirksamen Dosis erreicht, da hierdurch die Homöstase gestört und die durchzuführende Untersuchung folglich sinnlos würde. Durch kontinuierliche oder in einem geeigneten Zeitrhythmus durchgeführte Körperoberflächenmessungen über den zu untersuchenden Organen (z. B. Halsbereich im Rahmen der Radiojodschilddrüsenfunktionsdiagnostik) lassen sich diagnostische Informationen über die Kinetik des Radiopharmakons aus der Darstellung von *Radioaktivitäts-Zeit-Kurven* gewinnen. Für die erforderlichen Messungen werden Meßsonden mit Einlochkollimator verwendet, wobei das Sichtfeld der Sonde durch Größe und Öffnungswinkel des Kollimators sowie durch den Objekt-Detektor-Abstand definiert wird. Kontinuierlich durchgeführte Messungen entsprechen dem Prinzip der Analogmessung mit automatischer Aufzeichnung der Radioaktivitäts-Zeitkurven durch einen Kurvenschreiber, während zu verschiedenen Zeiten durchgeführte Einzelmessungen nach dem Prinzip der Digitalmessung erfolgen (Erfassung einer genauen Impulsrate im Verlaufe einer definierten Meßzeit). Im letzteren Falle sind die Radioaktivitäts-Zeit-Kurven anhand der einzelnen Meßwerte unter Berücksichtigung der Zeitabstände zwischen den Messungen nachträglich zu zeichnen. Radioaktivitäts-Zeit-Kurven: Auftragen der Impulsraten auf der Ordinate, der Zeit auf der Abszisse (s. 5.3.7). Bei verschiedenen Methoden der nuklearmedizinischen Funktionsdiagnostik werden diese Kurven durch Radioaktivitätsbestimmung an Stichproben von Blut, Urin oder Stuhl ergänzt.

Ein auf diese Weise erfaßter Funktionsablauf läßt sich schematisch in einzelne Phasen wie Resorption des Radiopharmakons, Verteilung im Körper, Metabolismus (Umsatz der Substanz im Körperstoffwechsel), Exkretion usw. gliedern, und die *quantitative Auswertung* der Kurven ermöglicht z. B. die Berechnung von *Umsatzraten* und *Transitzeiten*.

Definitionen

Umsatzraten: Relative Umsatzrate: prozentualer Anteil eines Pools, der pro Zeiteinheit umgesetzt wird bzw. erneuert werden muß (Angabe in %/h); absolute Umsatzrate: Angabe der Absolutmenge einer Substanz, die pro Zeiteinheit umgesetzt wird, folglich zur Erhaltung eines Gleichgewichtes i. S. eines Steady-State-Systems ersetzt bzw. erneuert werden muß (Angabe z. B. in mg oder Mol/h).
Transitzeit: diejenige Zeit, die ein radioaktiver Tracer nach intravaskulärer Injektion zum Passieren einer definierten Meßstelle benötigt.
Bei zahlreichen Methoden der nuklearmedizinischen Funktionsdiagnostik ergibt bereits die *qualitative Kurvenauswertung klinische Informationen,* so

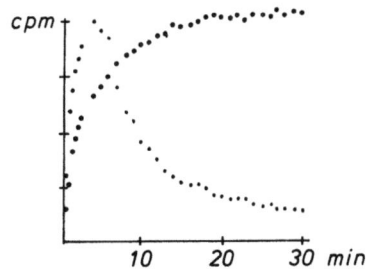

Abb. 5.3. Radioisotopennephrogramme (RIN). *Kommentar:* Rechte Niere (...): Unauffällige Kurve mit steilem Anstieg in der Sekretionsphase und zügigem Abfall während der Exkretionsphase. Linke Niere (ooo): Pathologischer Kurventyp mit abgeflachtem Anstieg und fehlendem Kurvenabfall. Beurteilung: Rechte Niere unauffällig, linksseitig Funktionsminderung bei Hydronephrose (s. 5.3 Punkt 7)

z. B. die auffällige Verlängerung der renalen Transitzeit eines nierengängigen Radiopharmakons (z. B. radioaktiv markiertes EDTA) bei Störungen des Harnabstromes. Diese Möglichkeit zu einer rein qualitativen Kurvenauswertung wird bei der Untersuchung paariger Organe dadurch begünstigt, daß ein Vergleich mit der über dem ggf. gesunden Organ registrierten Radioaktivitäts-Zeit-Kurve möglich ist (Abb. 5.3).

5.1.3 Gemeinsame Erfassung der räumlichen und zeitlichen Radioaktivitätsverteilung im Organismus

---

Möglichkeit der gleichzeitigen Erfassung der räumlichen und zeitlichen Radionuklidverteilung im Organismus mit Hilfe der Sequenz- und Funktionsszintigraphie

Sequenzszintigraphie: bildliche Darstellung der Verteilung eines radioaktiven Stoffes im Organismus und seiner zeitlichen Änderung durch eine Folge von szintigraphischen Bildern

Funktionsszintigraphie: Darstellung der Verteilung eines radioaktiven Stoffes im Organismus und seiner Änderung durch szintigraphische Bilder und Zeit-Aktivitäts-Kurven

---

Durch die Anwendung der Gammakamera, welche die Voraussetzungen zur Registrierung der räumlichen Radioaktivitätsverteilung im Organismus und ihrer zeitlichen Änderungen durch eine erforderlichenfalls sehr rasche Bildfolge bietet, wird die Durchführung vom Verfahren der dynamischen Szintigraphie im Unterschied zur sog. statischen Szintigraphie (s. 5.1.1) möglich.

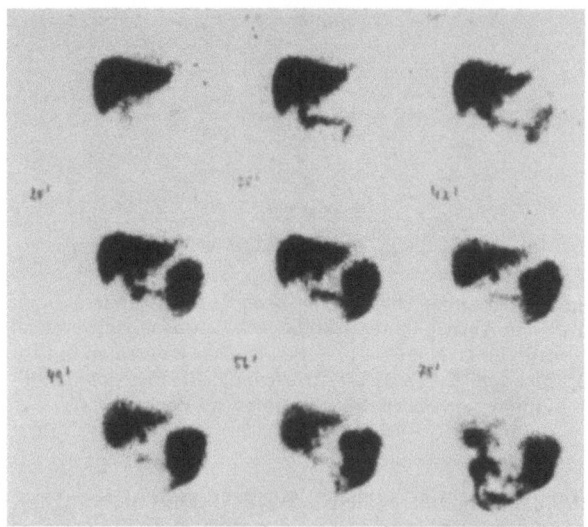

Abb. 5.4. Gallensequenzszintigraphie nach i. v. Injektion von ^{99m}Tc-HIDA (Röntgenfilmdokumentation). Die zunächst in siebenminütigen Abständen mit der Gammakamera registrierten Bilder wurden jeweils 30 s belichtet. *Kommentar:* 7′: Darstellung des Leberparenchyms; 14′: Beginnende Darstellung von Radioaktivität im Ductus choledochus und Duodenum; 35′: Beginnende Darstellung der Gallenblase bei zunehmender Abblassung des Leberparenchyms und Abtransport der Radioaktivität im Dünndarm; 45′: oraler Gallenblasenreiz; auf den folgenden Bildern neben fortschreitender Abblassung der Leber deutliche Verkleinerung der Gallenblase. *Beurteilung:* Normalbefund

Sequenzszintigraphie: Die räumliche Verteilung einer mit einem γ-strahlenden Radionuklid markierten Substanz im Organismus und die zeitlichen Änderungen dieser Verteilung werden durch eine Serie oder Sequenz szintigraphischer Bilder dokumentiert (z. B. die Passage eines rasch intravenös injizierten Radionuklidbolus durch obere Hohlvene, rechtes Herz, Lunge, linkes Herz und Aorta oder die Anreicherung eines intravenös injizierten gallengängigen Radiopharmakons in der Leber mit anschließendem Abfluß über die großen Gallenwege bzw. in den Darm (Abb. 5.4).

Funktionsszintigraphie: Die unter diesem Begriff erfaßten Methoden stellen zunächst prinzipiell eine Fortsetzung der Sequenzszintigraphie dar, wobei zu ihrer Durchführung über die Gammakamera hinaus eine elektronische Datenverarbeitungsanlage erforderlich ist. Während der laufenden Untersuchung wird die Bildfolge unter Bewahrung der räumlichen und zeitlichen Auflösung der Meßinformation an der Gammakamera in

Form einzelner Bilder (Frames) dem Datenspeicher der EDV-Anlage (Magnetband oder -platte) zugeleitet. Hierbei ist die jeweils rasche Umwandlung der primären Analogmessung in digitale Werte mit Hilfe eines Analog-Digital-Converters auf der Grundlage einer Bildmatrix erforderlich. Die so gespeicherten Informationen lassen sich in Form einzelner oder mehrerer, vom Rechner addierten Bilder auf einem Bildschirm abrufen. Anhand dieser Bildwiedergabe können nach Abschluß der gesamten Untersuchung einzelne Bildbereiche, welche die zu untersuchenden Organe selbst, besonders interessierende Teilbereiche dieser Organe oder andere im Bild dargestellte Körperregionen umfassen, elektronisch ausgewählt und abgegrenzt werden (regions of interest = ROI). Mit Hilfe des Rechners lassen sich aus der auf dem Datenträger gespeicherten Information für die einzelnen ROI Radioaktivitäts-Zeit-Kurven erstellen (vergleiche 5.3: Bestimmung der renalen Clearance vom ^{131}J-Hippuran). Ausgehend von den so erhaltenen Radioaktivitäts-Zeit-Kurven können mit Hilfe der EDV und unter Anwendung geeigneter Programme diagnostisch wichtige Parameter wie relative Umsatzraten (s. 5.1.2), bei zusätzlicher Eingabe weiterer Daten (z. B. Radioaktivitätskonzentration im Plasma zu definierten Untersuchungszeitpunkten) auch absolute Umsatzraten berechnet werden (s. 5.3: Bestimmung der seitengetrennten, renalen Clearance).

5.2 In-vitro-Diagnostik: Anwendung von radioaktiven Stoffen an Körperflüssigkeiten und Gewebsproben von Patienten

Beispiele der nuklearmedizinischen In-vitro-Diagnostik in Grundzügen:
s. a. GK Klinische Chemie 2.3 und Pathophysiologie 6.4.5
freie Proteinbindungskapazität und Störfaktoren der Bestimmung (z. B. T_3-Test)
Radioimmunoassay (RIA)
Verdünnungsanalyse

1. Radioisotopenverdünnungsanalyse: Unter dem Begriff „Radioisotopenverdünnung" ist grundsätzlich das Herabsetzen der spezifischen Radioaktivität einer Menge der radioaktiven Substanz A* durch Mischung mit der chemisch identischen, jedoch nicht radioaktiven Substanz A zu verstehen (s. 5.4.3). Die praktische Anwendung hiervon stellt die Verdünnungsanalyse dar: Zur unbekannten Menge der nicht radioaktiven Substanz A wird eine bekannte Menge der Substanz A* zugesetzt. Nach homogener Durchmischung wird ein Teil der Gesamtmenge (A + A*) entnommen und an diesem Aliquot (a + a*) das Verhältnis zwischen a* und a (= Radioaktivität und Absolutmenge) geprüft. Aus diesem Verhältnis a*/a kann unter Berücksichtigung der zugesetzten Gesamtmenge von A* die Absolutmenge A bestimmt werden.

Beispiel: Blut- bzw. Erythrozytenvolumenbestimmung. Dem Patienten wird eine Blutprobe entnommen. Ein Teil der darin enthaltenen Erythrozyten wird mit ^{51}Cr markiert. Nach Bestimmung der Radioaktivität und des Hämatokrits der Probe wird das markierte Blut reinjiziert. Nach der raschen Durchmischung des markierten mit dem übrigen Blut im Kreislauf des Patienten wird eine Blutprobe (oder mehrere) entnommen, an der die Radioaktivität a* und der Hämatokritwert (als Maß für a) bestimmt werden. Aus den Werten A* (= Radioaktivität der reinjizierten markierten Erythrozyten), a* (= Radioaktivität der Stichprobe) und a (= Erythrozytenvolumen der Stichprobe in ml = Produkt aus Volumen und Hämatokrit der Stichprobe) können das Gesamterythrozytenvolumen und das Gesamtblutvolumen sowie das Gesamtplasmavolumen des Patienten errechnet werden. Als weitere Faktoren sind das reinjizierte Blutvolumen und der entsprechende Hämatokrit sowie ein Korrekturfaktor zu berücksichtigen (vereinfachte Darstellung!).

Das Prinzip der Isotopenverdünnung muß bei allen quantitativen Untersuchungen berücksichtigt werden, bei denen ein Tracer in einen endogenen Pool eingeschleust und verdünnt wird.

2. Bestimmung der freien oder latenten *Proteinbindungskapazität* und *Störfaktoren der Bestimmung:* Zahlreiche physiologische Substanzen, aber z. B. auch Pharmaka, sind im Plasma zum weitaus überwiegenden Teil an Transportproteine gebunden. Dies gilt z. B. auch für das Schilddrüsenhormon Thyroxin, das im Plasma zu über 99% an thyroxinbindendes Globulin (TBG) gebunden vorliegt. Die Bindungskapazität (BK) dieser Plasmaproteine ist dabei nie vollständig abgesättigt, sondern es verbleibt stets eine freie, sog. latente BK. Diese freie BK kann als relatives Maß für Kapazität und Affinität aller Plasmatransportproteine für Thyroxin gelten. Bei der Bestimmung dieser latenten BK verwendet man radioaktiv markiertes Trijodthyronin (T_3), da seine Affinität zu den Transportproteinen geringer ist als die von Thyroxin (T_4). Daher wird die Untersuchung als *T_3-Test* bezeichnet (nicht zu verwechseln mit der radioimmunologischen Bestimmung der T_3-Plasmakonzentration!). Bei dieser Untersuchung wird ^{125}J-markiertes T_3 mit hoher spezifischer Radioaktivität mit einer Plasmaprobe inkubiert. Nach einer Zeit, die zum Erreichen eines Gleichgewichtes ausreicht, wird das freie ^{125}J-T_3 vom proteingebundenen getrennt, wozu in erster Linie Ionenaustauscher benutzt werden. Gemessen wird je nach Methode die Radioaktivität des freien oder des gebundenen ^{125}J-T_3-An-

teiles in Relation zu der zugesetzten Menge. Da die Untersuchung keine absoluten Werte, sondern lediglich Relativwerte ergibt, ist es heute üblich, das bei der Untersuchung eines Patientenserums gewonnene Ergebnis in Beziehung zu setzen zu dem Ergebnis eines Standardserums. Bei Hyperthyreose ist der Wert der latenten Bindungskapazität für die Schilddrüsenhormone in der Regel herabgesetzt als Folge der endogenen Beladung mit Hormon, bei der Hypothyreose ist der Wert der freien BK dagegen in der Regel deutlich erhöht.

Die Ergebnisse dieser Untersuchung können durch verschiedene endogene und exogene Faktoren beeinflußt werden: Erhöhungen durch Gravidität, bei akuter Hepatitis, toxischen Leberparenchymschäden sowie unter dem Einfluß von Östrogenen und Ovulationshemmern, Phenothiazinen, androgenen und anabolen Steroiden, Glukokortikoiden usw.; Erniedrigungen bei Eiweißmangelzuständen, Leberzirrhose, Nephrose, allgemein bei konsumierenden Erkrankungen und nach schweren Operationen sowie durch Schilddrüsenhormonpräparate und -analoge, Hydantoin-, Dicoumarolpräparate, Heparin, Phenylbutazon, Salizylate usw.

3. Radioimmunoassay (RIA): Vor der Entwicklung dieser Methodik bereitete die chemische Bestimmung zahlreicher, für die klinische Diagnostik wichtiger Substanzen im Blut und in anderen Körperflüssigkeiten (vor allem von Hormonen) aufgrund ihrer geringen Konzentrationen und ihrer Struktur große, zum Teil nicht lösbare Probleme. Die radioimmunologischen Methoden brachten hier eine wesentliche Bereicherung der Diagnostik. Wesentliche Voraussetzung für radioimmunologische Substanznachweise ist die Gewinnung eines spezifischen Antikörpers gegen das zu bestimmende Hormon bzw. die zu bestimmende Substanz.

Prinzip des Radioimmunoassay: Zwischen einem radioaktiv markierten Antigen (Ag*) und dem nicht markierten Antigen (Ag) kommt es zu einer Kompetition um einen spezifischen Antikörper (AK) nach folgendem Schema:

$$
\begin{array}{c}
Ag^* \\
+ \\
AK \\
+ \\
Ag
\end{array}
\quad
\begin{array}{c}
Ag^* - AK \\
\\
\text{(Komplex)}. \\
\\
Ag - AK
\end{array}
$$

Voraussetzung für die praktische Anwendung dieses Prinzips ist es, daß sich markiertes und unmarkiertes Ag in ihrem immunologischen Verhalten gegenüber dem AK nicht (oder allenfalls geringfügig) unterscheiden.

Anwendung: Eine unbekannte Menge von Ag wird mit bekannten (oder standardisierten) Mengen von Ag* und AK zusammen inkubiert, wobei die zugesetzte AK-Menge unterschüssig sein muß, d. h. in jedem Falle von dem im Ansatz enthaltenen Antigen (Ag und Ag*) abgesättigt werden muß. Während der Inkubation wird sich ein Gleichgewicht nach folgender vereinfachten Gleichung einstellen:

$$\frac{Ag^*}{Ag} + AK \rightleftharpoons \frac{(Ag^*-AK)}{(Ag-AK)} + \frac{Ag^*}{Ag}.$$

Je größer die Menge von Ag im Inkubationsansatz ist, um so weniger markierte Komplexe Ag* – AK werden gebildet (umgekehrte Proportionali-

Tabelle 5.1. Beispiele radioimmunologisch bestimmbarer Substanzen

A. Peptidhormone:

Adrenokortikotropes Hormon (ACTH)
Wachstumshormon (= Somatotropes Hormon, STH)
Thyreoidea stimulierendes Hormon (TSH)
Follikel stimulierendes Hormon (FSH)
Oxytozin
Vasopressin
Insulin
Glukagon
Kalzitonin
Parathormon
Luteinisierendes Hormon (LH)
Prolaktin
Plazentares Laktogen (= human placenta lactogen, HPL)
Choriongonadotropin
Melanozyten stimulierendes Hormon (MSH)
Gastrin
Angiotensin

B. Steroidhormone:

Kortisol
Kortikosteron
11-Desoxykortisol
Aldosteron
Desoxykortikosteron
Testosteron
Dihydrotestosteron
Östron
Östradiol
Östriol
Progesteron
17-α-Hydroxyprogesteron

C. Schilddrüsenhormone:

Thyroxin (T_4)
Trijodthyronin (T_3)

D. Plasmaproteine:

Transferrin
Thyroxinbindendes Globulin (TBG)
Immunoglobuline (IgG, IgE)

E. Andere nichthormonale Substanzen:

Australia- und HB_e-Antigen
Anti-HB_s, -HB_c, -HB_e und anti-HA
α_1-Foetoprotein
Karzinoembryonales Antigen (CEA)
Vitamin B_{12}
Folsäure
Gallensäuren
DNA
Zyklisches AMP
Pharmaka (z. B. Morphin und andere Opiate, Digoxin, Digitoxin)

tät) und um so mehr freies Ag* wird im Ansatz verbleiben. Nach einer Trennung zwischen den Antigen-Antikörper-Komplexen und dem in freier Form vorliegenden Antigen (Ag und Ag*) kann bestimmt werden, welche Anteile der ursprünglich zugesetzten Radioaktivität von Ag*-AK-gebunden bzw. frei geblieben sind. Anhand einer Eichkurve kann dann die gesuchte Menge von Ag im Ansatz ermittelt werden. Die so beschriebene Methode des Radioimmunoassay kann auch als Sättigungsanalyse bezeichnet werden.

Die Methode des Radioimmunoassay hat im Bereich der klinischen Diagnostik eine weite Verbreitung gefunden und die Möglichkeiten der Diagnostik nicht unwesentlich erweitert, wie aus der in Tabelle 5.1 zusammengestellten Liste wichtiger radioimmunologisch bestimmbarer Substanzen hervorgeht.

5.3 Biologische Grundlagen der Funktions- und Lokalisationsdiagnostik

Kinetische und lokalisatorische Prinzipien der nuklearmedizinischen Funktions- und Lokalisationsdiagnostik:
aktiver Transport: Jod-131-Anreicherung in der Schilddrüse (Schilddrüsendiagnostik), Jod-131-Hippuran-Ausscheidung durch Nieren (Radioisotopennephrographie, renale Sequenz-Szintigraphie, tubuläre Akkumulierung in der Niere (Nierenszintigraphie), BSP-Ausscheidung durch Leberzellen (Funktions-, Serienszintigraphie der Leber)
Phagozytose: Radiokolloid-Aufnahme in RES-Organen (Leber, Milz, Knochenmark, Lymphknoten-Szintigraphie)
Sequestrierung: Extraktion von denaturierten Erythrozyten (Milz-Szintigraphie)
Kapillarblockade: Mikroembolisation terminaler Kapillargebiete (Lungenperfusions-Szintigraphie, renale und zerebrale Angioszintigraphie)
Austausch, Diffusion: heteroionischer Austausch von Strontium gegen Calcium (Knochenszintigraphie), Diffusion von Technetium durch gestörte Bluthirnschranke (Hirnszintigraphie von Tumoren und zerebrovaskulären Prozessen)
Retention: schwer diffusible Radiopharmaka in begrenzten Verteilungsräumen (Herzinnenraum- und Gefäßszintigraphie) mit Tc-99m-Albumin
totale und renale Clearance: Elimination markierter Substanzen aus dem Körper (z. B. gemessen mit dem Ganzkörperzähler)

Im folgenden werden die kinetischen und lokalisatorischen Prinzipien der nuklearmedizinischen Funktions- und Lokalisationsdiagnostik anhand von Beispielen dargestellt. Es ist hier darauf hinzuweisen, daß gerade dieser Abschnitt über die speziellen Methoden der nuklearmedizinischen Diagnostik keinesfalls ein Ersatz für ausführlichere nuklearmedizinische Lehrbücher sein kann (Literatur am Ende dieses Kapitels!).

1. Aktiver Transport: Anreicherung einer (radioaktiv markierten) Verbindung in bestimmte Zellen gegen ein Konzentrationsgefälle, wobei die Anreicherung auf unterschiedlichen Mechanismen beruhen kann:

a) *Konzentration zum Einbau in eine körpereigene Substanz*
Beispiel: Thyreoidale ^{131}J-Jodid-Anreicherung beim Radiojodzweiphasentest (Funktionsuntersuchung) und bei der Szintigraphie der Schilddrüse (Abb. 5.5).

b) *Elimination eines Radiopharmakons in chemisch unveränderter Form*
Beispiele: Renale ^{131}J-Hippuran-Ausscheidung (Radioisotopennephrographie, renale Sequenzszintigraphie): Radiohippuran wird nach der Anflutung über die Nierenarterie bei normaler Nierenfunktion zu etwa 20% glomerulär filtriert, zu weiteren etwa 70% der Plasmakonzentration tubulär sezerniert. Dieser kinetische Prozeß kann ebenso wie der anschließende Abstrom des Radiopharmakons aus dem Nierenparenchym über Nieren-

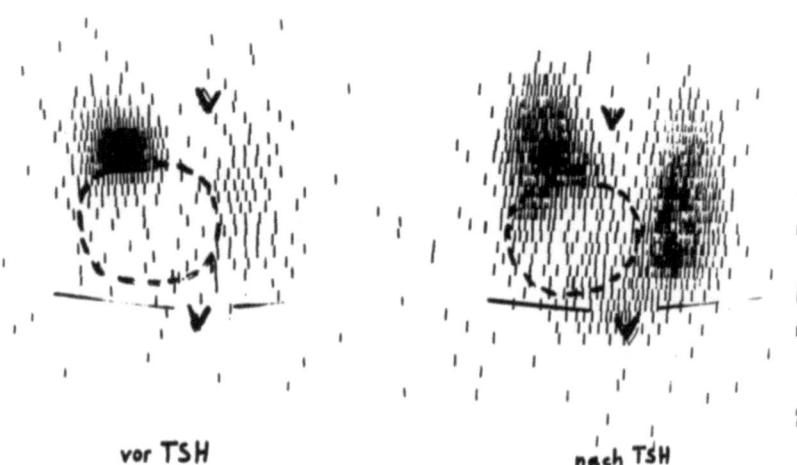

Abb. 5.5. Schilddrüsenszintigramme nach oraler Gabe von ^{131}J–NaJ (rechts unter exogener TSH-Stimulation). Im rechten Lappen apikal ein „heißer Knoten" (signifikant höhere Anreicherung als im „normalen" linken Lappen), darunter rechts ein „kalter Knoten", der auch unter TSH-Stimulation im Unterschied zum linken Lappen keine Steigerung der Anreicherung zeigt: *Diagnose:* autonomes Adenom und Blutungszyste

becken und Ureter durch eine Sequenzszintigraphie bildlich dargestellt werden (s. 5.1.3), andererseits mit geringerem apparativen Aufwand mit einfachen, über den Nieren lokalisierten Meßsonden kontinuierlich verfolgt werden unter Registrierung einer analogen Radioaktivitäts-Zeit-Kurve (s. 5.1.2; Abb. 5.3). Andere Substanzen wie z. B. ^{99m}Tc-DMSA werden in den proximalen und distalen Nierentubuli entgegen einem Konzentrationsgefälle gestapelt und sind deshalb zur statischen Nierenszintigraphie geeignet (s. 5.1.1). Cholaffine Radiodiagnostika werden von den Leberzellen relativ rasch gegen ein Konzentrationsgefälle aus dem Blut angereichert und mit der Galle ausgeschieden (z. B. ^{131}J-Bromsulfthalein, ^{99m}Tc-HIDA). Dieser Vorgang kann im Rahmen einer Leber- bzw. Gallensequenzszintigraphie verfolgt werden (s. Abb. 5.4).

2. Phagozytose: Anreicherung von Radiokolloiden in Organen bzw. Zellen des RES, wobei die Partikelgröße der Kolloide einen gewissen Einfluß auf die Organaffinität und die Verteilung hat.

Beispiele: Bei i. v. Injektion von ^{99m}Tc-Schwefelkolloid kommt es normalerweise zu einer überwiegenden Anreicherung in der Leber, daneben aber auch in der Milz, in sehr geringem Ausmaße schließlich im Knochenmark. Bei fortgeschrittener Leberzirrhose sind Leberperfusion und Funktion der Kupffer-Zellen erheblich eingeschränkt, woraus eine unter Umständen erhebliche Steigerung der Radiokolloidanreicherung in Milz und Knochenmark resultiert (Abb. 5.6). Bei subkutaner Injektion von Radiokolloiden kommt es zu einer Anreicherung in Lymphknoten (Lymphknotenszintigraphie).

3. Sequestrierung: Anreicherung (chemisch oder thermisch) geschädigter und radioaktiv markierter Erythrozyten in der Milz (Pulpa) nach i.v. Injektion.

Beispiel: Milzszintigraphie nach i. v. Injektion ^{51}Cr- oder ^{99m}Tc-markierter und wärmegeschädigter Erythrozyten oder durch ^{197}Hg-BMHP-markierter und chemisch alterierter Erythrozyten.

4. Kapillarblockade: Anreicherung radioaktiv markierter Serumalbuminmakroaggregate oder Mikrosphären durch Mikroembolisation im Bereich der terminalen Strombahn des kleinen oder großen Kreislaufes nach intravenöser oder intraarterieller Injektion.

Beispiele: ^{99m}Tc-markierte Albuminmakroaggregate (Partikelgröße 20–50 nm) werden nach i. v. Injektion im präkapillaren Bereich des kleinen Kreislaufes fixiert (Lungenperfusionsszintigraphie), bei i. a. Injektion je nach Injektionsstelle in der Endstrombahn von Hirn, Nieren oder Extremitäten (zerebrale bzw. renale Angioszintigraphie).

5. Austausch, Diffusion: Anreicherungsprinzipien, die häufig zu einer szintigraphischen Positivdarstellung pathologischer Veränderungen führen (s.

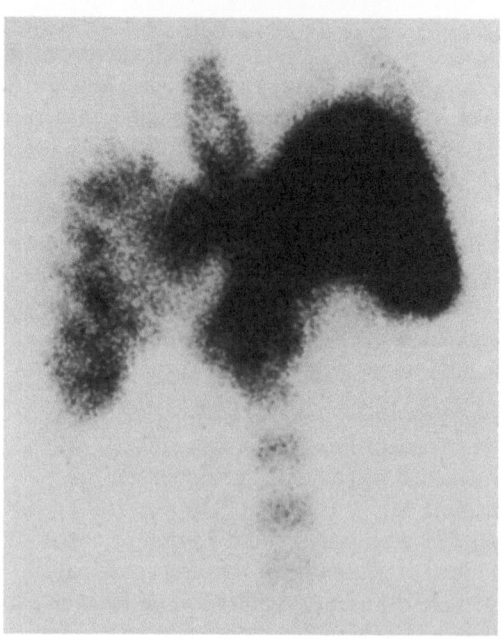

Abb. 5.6. Statisches Leber-Milz-Szintigramm nach i. v. Injektion von ^{99m}Tc-Schwefelkolloid (Ventralprojektion). *Kommentar:* Leber merklich vergrößert, mit erheblich reduzierter und inhomogener Radiokolloidanreicherung. Splenomegalie bei erheblich gesteigerter lienaler Radiokolloidaufnahme. Deutliche Darstellung des Knochenmarks (Sternum, Wirbelsäule, Becken und schwach auch Rippen). *Diagnose:* Fortgeschrittene Leberzirrhose mit portaler Hypertension

5.1.1). Die Grundlage einer Radioaktivitätsanreicherung durch Austausch besteht darin, daß ein Radiopharmakon in relativ hoher chemischer Konzentration angeboten wird, das ein ähnliches biologisches Verhalten zeigt wie ein nicht geeignet markierbarer, aber gut austauschbarer Körperbestandteil. Das Anreicherungsprinzip der Diffusion besteht darin, daß ein angebotenes Radiopharmakon bei Vorliegen pathologischer Veränderungen durch Diffusion eine Membran passieren kann, die unter normalen Bedingungen nicht oder nur in sehr geringem Ausmaße passierbar ist. Beispiele: In der Knochengrundsubstanz lassen sich (vor allem bei gesteigerter Knochenneubildung) Strontiumradioisotope gegen Kalzium an der Oberfläche der Knochenkristalle austauschen (heteroionischer Austausch). Dieser Vorgang kann zur Durchführung der Skeletszintigraphie genutzt werden. Die heute üblichen ^{99m}Tc-markierten Phosphatverbindungen werden wahrscheinlich nach demselben Prinzip angereichert, jedenfalls an der Oberfläche der Knochenkristalle adsorbiert. In Bereichen pathologisch gesteigerter Knochenneubildung bzw. eines Knochenumbaus, aber auch in den Randbereichen eines beschleunigten Knochenabbaus, werden die knochenaffinen Radiopharmaka intensiver angereichert als in Bereichen mit normalem Knochenumbau. Deshalb kann die Skeletszintigraphie als empfindliches Verfahren eingesetzt werden bei der Suche nach primären oder sekundären Knochentumoren, zur Lokalisation entzündlicher Knochen- oder Gelenkprozesse. – Normalerweise bewirkt die sog. Blut-Hirn-Schranke, daß weniger als 1% der Blutkonzentration verschiedener Radiopharmaka (z. B. ^{99m}Tc-Pertechnetat oder -DTPA-Komplex) in das Hirngewebe diffundieren können. Im Bereich entzündlicher Prozesse, Hämatome, Infarkte und Tumoren ist diese Schranke gestört oder aufgehoben, so daß die Hirnszintigraphie nach diesem Anreicherungsprinzip als Positivszintigraphie durchgeführt werden kann.

6. *Retention:* Szintigraphische Darstellung begrenzter Verteilungsräume durch Inkorporation schwer diffusibler Radiopharmaka wie ^{99m}Tc-Humanserumalbumin, ^{99m}Tc-markierte Erythrozyten usw.
Beispiele: Herzbinnenraumszintigraphie (ggf. Sequenzszintigraphie) zum Nachweis von Septumdefekten, Ductus Botalli, Abgrenzung von Herzdilatationen gegenüber Perikardergüssen oder parakardialen Tumoren durch Vergleich mit dem Röntgenbild usw., Herzfunktionsdiagnostik mit Schlagvolumenbestimmungen, Transitzeiten (s. 5.1.2), Nachweis von Shuntvolumina usw. Diese Untersuchungen werden zum größten Teil mit der Gammakamera durchgeführt und gehören zum Gebiet der Funktionsszintigraphie. Weiterhin sind auf der Grundlage der Retention entsprechender Pharmaka Darstellungen der Aorta bei Verdacht auf Aneurysmen sowie Blut- bzw. Plasmavolumenbestimmungen möglich (letztere nach dem Prinzip der Radioisotopenverdünnungsanalyse, s. 5.2).

7. *Totale und renale Clearance:* Unter dem Begriff der totalen Clearance ist dasjenige (fiktive) Plasmavolumen zu verstehen, welches in einer Zeiteinheit durch Einwirkung sämtlicher Eliminationsvorgänge vollständig von einer bestimmten Substanz befreit wird; die renale Clearance bezeichnet dasjenige (fiktive) Plasmavolumen, welches in der Zeiteinheit allein aufgrund der renalen Elimination vollständig von einer bestimmten Substanz befreit wird (Angabe jeweils in ml/min., meist bezogen auf Körperoberfläche). Diese Vorgänge können auf einer Anreicherung der betreffenden Substanz (gegen ein Konzentrationsgefälle) in einem bestimmten Gewebe bzw. Organ beruhen (z. B. Jodidclearance der Schilddrüse), können andererseits auch die Verschwinderate der Substanz aus dem Körper kennzeichnen. Im letzteren Falle können nuklearmedizinische Untersuchungen unter Verwendung eines sog. Ganzkörperzählers die Clearance bestimmen lassen.

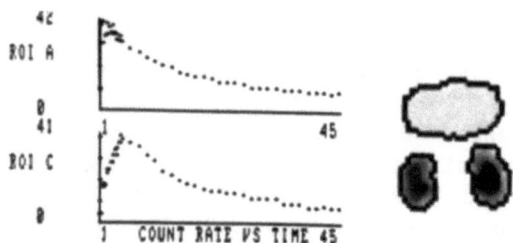

Abb. 5.7. Funktionsszintigraphie der Nieren nach i. v. Injektion von ^{131}J-Hippuran. Zeitlicher Aufnahmemodus bei insgesamt 45 Frames: 3 min lang 1 Frame/10 s anschließend 1 Frame/min. Bild vom Sichtschirm der EDV: Rechts Abgrenzung der ROI beider Nieren und einer für den „Ganzkörper" repräsentativen ROI im Thoraxbereich. Links oben (ROI A) Radioaktivitäts-Zeit-Kurve der „Ganzkörperkurve", unten (ROI C) der linken Niere (s. Text)

Beispiel: Die Möglichkeit zur Durchführung nuklearmedizinischer Clearanceuntersuchungen soll anhand der seitengetrennten Bestimmung der Nierenclearance für ^{131}J-Hippuran dargestellt werden:
Die Radiohippuranclearance wird als Einzeitclearance nach i. v. Injektion von Radiohippuran als Funktionsszintigraphie (s. 5.1.3) durchgeführt, wobei die räumliche Radioaktivitätsverteilung und ihre zeitlichen Änderungen im Verlaufe von 30 min nach der Injektion (p. i.) im Bereich der Nieren und des unteren Thoraxbereiches mit Hilfe der Gammakamera kontinuierlich erfaßt werden. Im Verlaufe der ersten 3 min der Untersuchung werden Szintigramme (Frames, s. 5.1.3) mit einer Expositionszeit von 10 s, anschließend bis zur 30. Untersuchungsminute Frames mit einer Expositionszeit von je 2 min aufgenommen und digital gespeichert. Zu mehreren definierten Zeitpunkten der Untersuchung werden Blutproben abgenommen zur Bestimmung der Plasmaradioaktivität (z.B. 12 und 24 min p. i.). Nach Abschluß der Untersuchung werden am Bildschirm der EDV (Speicheroszilloskop) die Nierenareale und ein möglichst großes, kranial von den Nieren liegendes weiteres Areal im Thoraxbereich als ROI (=regions of interest) elektronisch fixiert. Anschließend erstellt der Rechner integrale Radioaktivitäts-Zeit-Kurven dieser ROI (Abb. 5.7).
Bei der rechnerischen Auswertung der Meßergebnisse bzw. Radioaktivitäts-Zeit-Kurven sind folgende Vorgänge zu berücksichtigen, die auf die Radiohippuraninjektion hin folgen und in Abb. 5.8 schematisch dargestellt sind: Nach der Injektion der radioaktiven Tracerdosis in den intra-

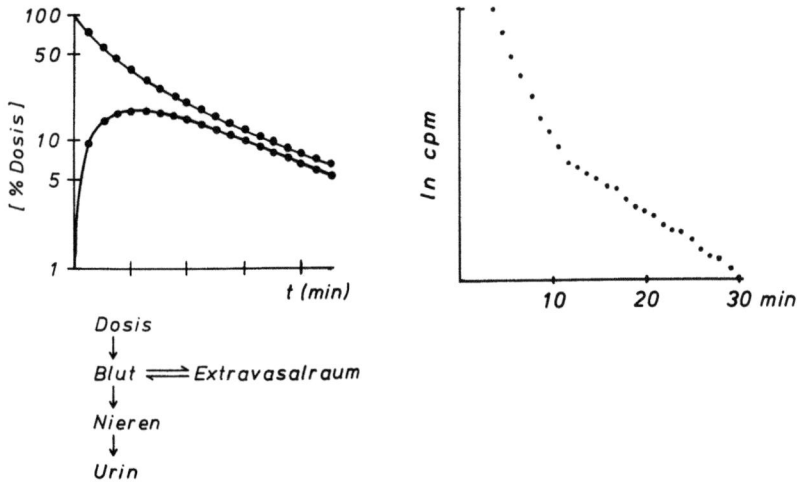

Abb. 5.8. *Links:* Schema der Verteilung von Radiohippuran in den verschiedenen Kompartimenten nach i. v. Injektion (*obere Kurve:* Blutkonzentration, *untere Kurve:* Konzentration im Extravasalraum). *Rechts:* Beispiel einer Originalganzkörperkurve (semilogarithmische Darstellung, ln!). Deutliche Abgrenzung zwischen schneller und langsamer Phase der Kurve

vaskulären Raum fällt die Plasmakonzentration des nierengängigen Pharmakons unter dem Einfluß zweier Faktoren zunächst relativ rasch ab: 1. setzt die renale Elimination (bei Radiohippuran wird etwa 20% der Plasmakonzentration glomerulär filtriert, etwa 70% tubulär sezerniert) praktisch sofort ein, 2. kommt es zu einer Diffusion des Radiopharmakons in den Extravasalraum, bis sich zwischen intra- und extravasaler Konzentration ein Fließgleichgewicht eingestellt hat. Von dem Zeitpunkt des Erreichens dieses Gleichgewichtes an, fallen die Konzentrationen in beiden Räumen als Folge einer Umkehr der Diffusionsrichtung zur Erhaltung des Fließgleichgewichtes parallel ab. Daraus ergibt sich für den extrarenalen Verteilungsraum der Substanz bei semilogarithmischer Aufzeichnung der Meßwerte ein biphasischer Kurvenverlauf. Diese Kurve wird aus der oben erwähnten extrarenalen ROI erstellt und als repräsentativ für den gesamten extrarenalen Verteilungsraum der Substanz angesehen. Der Wert der renalen Radiohippuranclearance kann vom Rechner auf der Grundlage der langsamen Phase der Kurve berechnet werden, wenn zusätzlich die Meßergebnisse der Plasmaradioaktivität zu den verschiedenen Untersuchungszeitpunkten, weiter die applizierte Radioaktivitätsdosis, Körpergröße und -gewicht eingegeben werden. Die Angabe des Wertes erfolgt in ml/min/1,73 m^2.

Der Rechner hat im Verlaufe der Auswertung auch für die beiden Nieren-ROI Radioaktivitäts-Zeit-Kurven erstellt, die als Radioisotopennephrogramme (RIN) bezeichnet werden. Diese Kurven weisen grundsätzlich drei verschiedene Phasen auf: Der initiale steile Kurvenanstieg ist durch die Perfusion von Nieren und pararenalem Gewebe bedingt. Nach wenigen Sekunden geht die Kurve über in einen weiteren, auch normalerweise weniger steil verlaufenden Anstieg bis zur Erreichung eines Kurvenmaximums; dieser Kurvenabschnitt wird als Sekretionsphase bezeichnet und entspricht (vereinfacht) der Anreicherung des Radiohippurans in der Niere, die sowohl von der renalen Durchblutung als auch von der (Tubulus-)Zellfunktion abhängig ist. In der dritten, sog. Exkretionsphase erfolgt normalerweise ein zügiger Kurvenabfall, der dem Abstrom des Radiohippurans aus dem Bereich von Niere und Nierenbecken entspricht. Ein verzögerter oder fehlender Kurvenabfall in dieser dritten Phase deutet auf eine Störung oder Blockade des Harnabstromes hin, während Störungen insbesondere der tubulären Funktion zu einer Abflachung des Kurvenanstiegs während der zweiten Phase führen (s. Abb. 5.3). Durch die Auswertung der zweiten Phase beider Kurven ist es deshalb möglich, den Relativanteil jeder Niere an dem Gesamtwert der renalen Radiohippuranclearance zu bestimmen (seitengetrennte Bestimmung der renalen Radiohippuranclearance; Abb. 5.9).

Einige Indikationen zur Durchführung dieser Untersuchung sind: Verdacht auf einseitige Nierenerkrankung, Frage von organerhaltenden Maßnahmen, postoperative Kontrollen, Nierenarterienstenose mit funktionell wirksamer Minderdurchblutung, Verlaufskontrolle bei chronischer Nierenerkrankung usw.

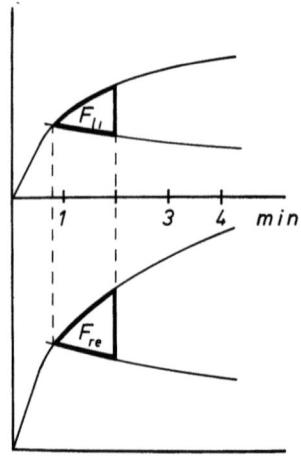

Abb. 5.9. Bestimmung der getrenntseitigen Clearanceanteile. *Kommentar:* Die RIN-Kurven beider Nieren werden zu identischen Zeitpunkten (Beginn der Sekretionsphase) mit der entsprechend angepaßten Ganzkörperkurve zum Schnitt gebracht. Aus diesen Schnittpunkten und einer weiteren zeitlichen Begrenzung in der frühen Sekretionsphase ergeben sich annähernde Dreiecke; die Inhalte dieser Flächen entsprechen den relativen Clearanceanteilen beider Nieren (F_{li}/F_{re} = Clearance rechts/Clearance links)

5.4 Grundlagen der Radiopharmazie und Radiochemie

Radiopharmazie: Die sich mit Herstellung und Kontrolle von Radiopharmaka (Radiopharmazeutika) befassende Wissenschaft.

Radiopharmakologie: Lehre von den physikalischen und chemischen Eigenschaften sowie dem biologischen (strahlenbiologischen) Verhalten radioaktiv markierter Substanzen nach Inkorporation (Pharmakokinetik, Toxizität), damit auch die sich mit der eigentlichen Entwicklung klinisch rationell verwendbarer Radiopharmaka befassende Lehre (Abb. 5.10).

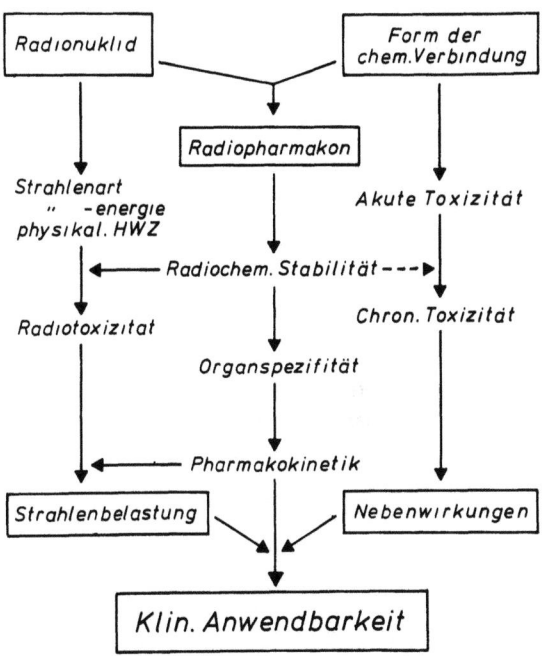

Abb. 5.10. Darstellung der Gesichtspunkte, die bei der Entwicklung eines Radiopharmakons und hinsichtlich der Frage seiner klinischen Anwendbarkeit zu prüfen sind (s. auch 5.4.4)

5.4.1 Träger

Begriffe: Träger, radioaktive Markierung und Radio-Pharmazeutikum

In der nuklearmedizinischen Diagnostik und Therapie aufgrund ihrer pharmakologischen Eigenschaften und der emittierten (energiereichen) Strahlen verwendbare, radioaktiv markierte Substanzen werden als *Radio-*

pharmaka(-pharmazeutika) bezeichnet. Die radioaktive Markierung der Substanz erfolgt durch den Einbau eines Radionuklids in die Substanz (Verbindung; s. u.). Unter *„Träger"* versteht man den nicht radioaktiv markierten, stabilen Anteil einer nur zum Teil markierten Substanz, nicht etwa den das Radionuklid tragenden Rest der Substanz oder Verbindung. In sog. trägerfreien Lösungen ist folglich jedes Molekül einer Verbindung radioaktiv etikettiert: So ist in einer trägerfreien Na-^{131}J-Lösung kein stabiles Jod (Na-^{127}J) enthalten.

Markierungsprinzipien

1. Bestrahlung von inaktivem (nicht radioaktivem) Ausgangsmaterial mit Neutronen in einem Kernreaktor oder mit geladenen beschleunigten Teilchen in einem Zyklotron oder durch Abtrennung aus Produkten der Kernspaltung (z. B. radioaktive Gase und anorganische Salze wie Na^{131}J).
2. *Radiochemische Synthese:* Verschiedene organische Verbindungen lassen sich dadurch radioaktiv markieren, daß bei ihrer Synthese ein in der Struktur des Moleküls enthaltenes Element durch ein geeignetes radioaktives Isotop des gleichen Elementes ersetzt wird (z. B. Markierung zahlreicher organischer Verbindungen mit ^{3}H, ^{14}C oder radioaktiven Quecksilberisotopen).
3. *Biosynthetische Markierung:* Manche von Bakterien oder Hefezellkulturen synthetisierten, organischen Verbindungen lassen sich dadurch markieren, daß dem Nährmedium das geeignete Radionuklid zugesetzt wird (z. B. Markierung von Vitamin B$_{12}$ mit ^{57}Co oder ^{58}Co, von ^{75}Se-Selenmethionin durch Zusatz von Natriumselenit-^{75}Se zu einem schwefelfreien Nährboden, wobei in der mit dem Wachsen von Bäckerhefe verbundenen Methioninsynthese Schwefel durch das chemisch sehr ähnliche Selen ersetzt und radioaktives Selenmethionin gebildet wird).
4. *Isotopenaustausch:* Vor allem die radioaktive Markierung von jodhaltigen Verbindungen ist in einigen Fällen dadurch möglich, daß das stabile Jod als Bestandteil des Moleküls gegen ein geeignetes J-Isotop (begünstigt von der Gegenwart katalytisch wirkender Substanzen oder durch UV-Bestrahlung) ausgetauscht wird, wobei ein hoher Markierungsgrad erzielt werden kann (z. B. bei der Radiojod-Markierung von Schilddrüsenhormonen und o-Jodhippursäure, weiter bei der ^{3}H-Markierung verschiedener Moleküle).
5. *Fremdmarkierung:* Wenn das zu markierende Molekül kein durch Radionuklide ersetzbares Element enthält, kann eine radioaktive Markierung erreicht werden, indem durch chemische Reaktionen entweder das Radionuklid direkt an geeignete Gruppen des Moleküls (z. B. aktivierte aromatische Ringe) oder radionuklidenthaltende Gruppen zusätzlich an das Ausgangsmolekül gebunden werden. Durch die Fremdmarkierung

wird die Ausgangssubstanz jedoch chemisch und ggf. in ihren biologischen oder immunologischen Eigenschaften verändert! Anwendungen der Fremdmarkierung: ^{51}Cr-Markierung von Inulin, ^{125}J-, ^{131}J-Markierung von Peptiden, Proteinen und Fettsäuren wie Albumin, Fibrinogen, Insulin, TSH usw.

5.4.2 Applikationsformen

Gebräuchliche Applikationsformen in der klinischen Nuklearmedizin anhand von diagnostischen Untersuchungsbeispielen
peroral (z. B. beim Vitamin B_{12}-Resorptionstest)
parenteral (z. B. beim i. v. Hippuran-Nephrogramm)

Grundsätzlich können Radiopharmaka in fester Form (Trockensubstanz in Kapseln), flüssig (echte, kolloidale oder physikalische Lösungen von Gasen oder als Partikelsuspension), gasförmig (Edelgase) und als Aerosol appliziert werden. Es folgen wichtige Beispiele:

1. *Peroral:* ^{131}J-Natriumjodid oder ^{99m}Tc-Pertechnetat zur Schilddrüsendiagnostik, ^{57}Co- bzw. ^{58}Co-Vitamin-B_{12} beim Schilling-Test.
2. *Intravenöse Injektion* (die häufigste Applikationsart): ^{99m}Tc-Pertechnetat zur statischen Schilddrüsen- und Hirnszintigraphie sowie bei Perfusionsuntersuchungen; ^{99m}Tc-markierte Humanalbuminmakroaggregate oder Mikrosphären zur Lungenperfusionsszintigraphie; ^{99m}Tc-Kolloide zur Leber-Milz- und Knochenmarksszintigraphie; ^{99m}Tc-markierte gallengängige Radiopharmaka zur Leber- und Gallenwegsdiagnostik; ^{99m}Tc-DTPA und ^{131}J-Orthojodhippursäure (^{131}J-Hippuran) zur Nierendiagnostik; ^{99m}Tc-markierte Phosphorverbindungen zur Skeletszintigraphie usw.
3. *Intraarterielle Injektion:* ^{99m}Tc-markierte Albuminmakroaggregate zur Angioszintigraphie des Gehirns, des Myokards, der Nieren, der Extremitäten usw., weiterhin ^{133}Xe in physikalischer Lösung bei Perfusionsuntersuchungen (vor allem Gehirn, Myokard und Nieren).
4. *Intramuskuläre Injektion:* ^{133}Xe in physikalischer Lösung zur Untersuchung der Durchblutung der Skeletmuskulatur.
5. *Subkutane Injektion:* ^{99m}Tc-Kolloide zur szintigraphischen Darstellung der Lymphknoten und Lymphdrainage.
6. *Intrathekale Injektion:* ^{99m}Tc-Humanalbumin oder ^{111}In-DTPA zur Darstellung der Liquorräume und z. B. zur Erfassung von Liquorfisteln.
7. *Intrakavitäre Injektion:* ^{198}Au- oder ^{90}Y-Kolloide durch intrapleurale oder intraperitoneale Instillation als Palliativtherapie bei Pleura- und Peritonealkarzinose und rezidivierenden Ergußbildungen, intraartikuläre Injektionen bei Synovitis.

8. *Intralymphatische Injektion:* ^{32}P-haltige, ölige Kontrastmittelgemische zur lokalen Bestrahlung bei malignen Lymphknotenerkrankungen.
9. *Inhalation:* ^{133}Xe-Gas bei Ventilationsuntersuchungen (Lungenfunktionsdiagnostik) und zur Ventilationsszintigraphie, ^{99m}Tc-Aerosole zur Inhalationsszintigraphie der Lungen und des Bronchialsystems.

5.4.3 Spezifische Aktivität

> Begriff der spezifischen Aktivität des radioaktiven Materials: Aktivität A geteilt durch Masse M (a = A/M)

Unter der *spezifischen Radioaktivität* eines Radiopharmakons wird das quantitative Verhältnis zwischen Radioaktivitätsmenge (in Maßeinheiten der Radioaktivität, z. B. mBq, mCi und der Gesamtmenge der Substanz (in g oder Mol, markierte + nichtmarkierte Anteile!) verstanden:

$$\text{Spezifische Radioaktivität} = \frac{\text{Radioaktivität}}{\text{Masse}} \quad \text{z. B.} \quad \frac{mBq}{mol}.$$

Trägerfreie Radionuklidpräparate haben folglich die höchstmöglichen Werte der spezifischen Radioaktivität.

5.4.4 Radiotoxizität, „Pharmakotoxizität"

> Unterschiedliche Klassen der Radiotoxizität; mögliche Gründe gegen die Anwendung von Radionukliden
> Begriff der Pharmakotoxizität

Unter dem Begriff der *Radiotoxizität* versteht man die Gefährdung bzw. Strahlenbelastung des Organismus nach Inkorporation einer radioaktiv markierten Substanz. Das Ausmaß der Radiotoxizität hängt ab von der physikalischen Halbwertzeit des Radionuklids, Art und Energie der emittierten Strahlen und schließlich vom biologischen Verhalten der radioaktiven Substanz und des Radionuklids (in Tabelle 5.2 ist die Klassifizierung der International Atomic Energy Agency in Wien wiedergegeben). Aufgrund des Einflusses biologischer Faktoren wird die Verteilung eines Radiopharmakons im Organismus nicht homogen sein, und dasjenige Organ oder Gewebe, welches unter dem Gesichtspunkt der Strahlenbelastung am stärksten gefährdet ist, wird als das kritische Organ bezeichnet. Da die Radiotoxizität vor allem auch von der physikalischen Halbwertzeit und der Strahlenart des verwendeten Radionuklids abhängig ist, kann die Strahlenbelastung des Patienten auch bei Anwendung höherer Aktivitäten (vor

Tabelle 5.2. Radiotoxizität von Nukliden (Klassifizierung der International Atomic Energy Agency)

Relative Radiotoxizität

A) Hohe Radiotoxizität (Gruppe 1)
^{90}Sr + ^{90}Y, ^{210}Po, ^{211}At, ^{226}Ra[a] + Folgeprodukte, ^{227}Ac, ^{239}Pu, ^{241}Am[a], ^{242}Cm

B) Hohe mittlere Radiotoxizität (Gruppe 2)
^{45}Ca, ^{59}Fe[a], ^{89}Sr, ^{91}Y, ^{106}Ru + ^{106}Rh, ^{131}I[a], ^{140}Ba[a] + ^{140}La, ^{144}Ce + ^{144}Pr[a], ^{151}Sm, ^{154}Eu[a], ^{170}Tm[a], ^{210}Pb + ^{210}Bi (Ra D + E), ^{233}U[a], ^{234}Th[a] + ^{234}Pa[a]

C) Niedrige mittlere Radiotoxizität (Gruppe 3)
^{24}Na[a], ^{32}P, ^{35}S, ^{36}Cl, ^{42}K[a], ^{46}Sc[a], ^{47}Sc, ^{48}Sc, ^{48}V[a], ^{56}Mn[a], ^{55}Fe, ^{60}Co[a], ^{59}Ni, ^{64}Cu[a], ^{65}Zn[a], ^{72}Ga[a], ^{76}As[a], ^{86}Rb[a], ^{95}Zr[a], ^{95}Nb[a], ^{99}Mo[a], ^{96}Tc, ^{105}Rh[a], ^{103}Pd + ^{103}Rh, ^{105}Ag[a], ^{111}Ag, ^{109}Cd, ^{109}Ag[a], ^{113}Sn[a], ^{127}Tc[a], ^{129}Tc[a], ^{137}Cs + ^{137}Ba[a], ^{143}Pr, ^{147}Pm, ^{166}Ho[a], ^{177}Lu[a], ^{182}Ta[a], ^{181}W, ^{183}Re[a], ^{190}Ir[a], ^{192}Ir[a], ^{191}Pt[a], ^{193}Pt[a], ^{196}Au[a], ^{198}Au[a], ^{199}Au[a], ^{200}Tl[a], ^{202}Tl[a], ^{204}Tl, ^{203}Ph[a]

D) Niedrige Radiotoxizität (Gruppe 4)
^{3}H, ^{7}Be[a], ^{14}C, ^{18}F, ^{51}Cr[a], ^{71}Ge, ^{201}Tl[a]

[a] γ-Strahlen aussendende Nuklide

allem bei der Szintigraphie) durch Verwendung von Radionukliden mit kurzer physikalischer Halbwertzeit und reiner γ-Strahlung in vertretbaren Grenzen gehalten werden. Entsprechende Radionuklide, von denen das ^{99m}Tc dasjenige mit der weitaus häufigsten Anwendung darstellt, stehen aus sog. Radionuklidgeneratoren zur Verfügung. Das Prinzip dieser Generatoren besteht darin, daß ein relativ langlebiges „Mutterradionuklid" aufgrund seiner spezifischen chemischen Eigenschaften fest an eine Matrix (z. B. ein Ionenaustauscherharz) adsorbiert ist (Abb. 5.11). Durch den radioaktiven Zerfall der Muttersubstanz entsteht kontinuierlich ein kürzerlebiges „Tochterradionuklid" in trägerfreier Form, welches aufgrund seiner chemischen Eigenschaften nicht an der Matrix haftet und deshalb unter sterilen Kautelen eluiert werden kann. Eine Zusammenstellung wichtiger Radionuklid-Generator-Systeme findet sich in Tabelle 5.3. Zum Teil kann das Eluat unmittelbar injiziert werden (z. B. ^{99m}Tc-Pertechnetat zur Szintigraphie des Gehirns und der Schilddrüse), während es im Zusammenhang mit anderen Untersuchungen zur radioaktiven Markierung entsprechender organ- bzw. funktionsspezifischer Substanzen verwendet wird. Für hierbei durchzuführende radiochemische Präparationen stehen handelsübliche Markierungsbestecke (häufig auch als Kits bezeichnet) zur Verfügung, welche die zu markierende inaktive Substanz in einem für die Reaktion geeigneten Milieu in gebrauchsfertigen Reaktionsgefäßen enthalten und in Verbindung mit dem Generatoreluat die Präparation des gewünschten organspezifischen Radiodiagnostikums ohne größeren Aufwand erlauben. Bei diesen Präparationen sind die folgenden Kriterien der

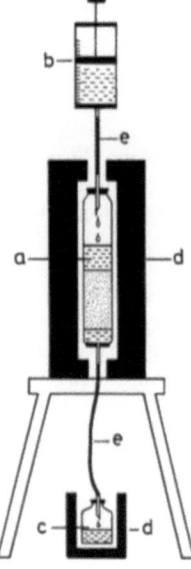

Abb. 5.11. Schematischer Schnitt eines Radionuklidgenerators. a = Ionenaustauschermatrix mit adsorbiertem Mutternuklid und überstehendem Elutionsmittel; b = Vorratsgefäß mit Elutionslösung; c = Sammelgefäß für Eluat mit Tochterradionuklid; d = Bleiabschirmungen; e = Schlauchverbindungen zwischen Vorratsgefäß, Generatorsäule und Sammelgefäß

Tabelle 5.3. Radionuklid-Generator-Systeme

Mutternuklid	$T_{1/2}$ (phys.) (Tage)	Tochternuklid	$T_{1/2}$ (phys.) (h)
^{99}Mo	2,8	^{99m}Tc (γ)	6
^{113}Sn	118	^{113m}In (γ)	1,7
^{87}Y	3,3	^{87m}Sr (γ)	2,8
^{68}Ge	275	^{68m}Ga (β^+, γ)	1,13
^{132}Te	3,2	^{132}J (β^-, γ)	2,3

Qualitätskontrolle zu beachten: Radionuklidreinheit, radiochemische Reinheit und Stabilität des Radiopharmakons (letzteres vor allem bei Lagerung zwischen Präparation und Verwendung), spezifische Radioaktivität, Pyrogenfreiheit und Sterilität sowie pH-Wert der Lösung.

Die *Pharmakotoxizität* hat für die nuklearmedizinische Diagnostik eine nur geringe Bedeutung. Es finden zwar zahlreiche Pharmaka Anwendung, deren Inkorporation bei Erreichen einer bestimmten Dosis toxische Nebenerscheinungen hervorrufen könnte. Die im Rahmen nuklearmedizinischer Methoden zu applizierenden Substanzmengen liegen jedoch nicht nur stets weit unter der jeweiligen toxischen Grenzdosis, sondern sie erreichen auch nie den Bereich der pharmakologischen Wirksamkeit (Pharmakodynamik). Damit sind Reaktionen auf die Applikation von Radiopharmazeutika auf der Grundlage einer Allergie oder Idiosynkrasie jedoch nicht absolut sicher auszuschließen, ebensowenig selbstverständlich durch Pyrogene oder mangelnde Sterilität bedingte Reaktionen. Bei therapeutischer Anwendung von Radionukliden (insbesondere bei der Radiojodtherapie) lassen sich in einzelnen Fällen Strahleneffekte beobachten. Allgemein sind bei der Inkorporation von Radionukliden im Rahmen der nuklearmedizinischen Diagnostik und Therapie unter dem Gesichtspunkt des Strahlenschutzes die folgenden Grundregeln zu beachten: strenge Indikationsstellung für jede Radionuklidinkorporation, Herabsetzung der Strahlenexposition des Patienten auf das unter den Gesichtspunkten der Untersuchungsmethode und erforderlichen Meßgenauigkeit unumgängliche Minimum. Besonders streng sind diese Kriterien bei Kindern und Jugendlichen und bei der ggf. notwendigen Untersuchung von Schwangeren zu beachten. Wenn die erforderlichen Voraussetzungen zur Durchführung einer nuklearmedizinischen Untersuchung oder Therapie hinsichtlich Indikationsstellung, Auswahl eines geeigneten Radiopharmakons in angemessener Dosierung, Verfügbarkeit der zur optimalen Durchführung der Untersuchung erforderlichen Geräte und schließlich auch hinsichtlich der entsprechenden Erfahrung des Untersuchers gegeben sind, gibt es keine grundsätzlichen Kontraindikationen für die Anwendung von Radionukliden am Patienten.

Literatur

Winkel K zum (1975) Nuklearmedizin. Springer, Berlin Heidelberg New York
Emrich D (1979) Nuklearmedizin – Funktionsdiagnostik und Therapie, 2. Aufl. Thieme, Stuttgart
Feine U, Winkel K zum (1979) Nuklearmedizin – Szintigraphische Diagnostik, 2. Aufl. Thieme, Stuttgart

6 Grundlagen zur Klinik der Strahlenbehandlung

6.1 Gutartige Erkrankungen

> Wirkungsprinzip
> Indikationen zur Strahlenbehandlung bei gutartigen Erkrankungen
> (z. B. degenerative Erkrankungen)

Die Erkenntnisse über die Wirkungsweise der Strahlentherapie bei entzündlichen Prozessen sind weitgehend empirischer Art. Der eigentliche Wirkungsmechanismus ist letztendlich nicht geklärt. Nach der Strahleneinwirkung kommt es zu einer Gewebsazidose, die jedoch nur von kurzer Dauer ist und durch eine langdauernde Alkalose im Bestrahlungsgebiet abgelöst wird. Diese wirkt der bestehenden Entzündungsazidose entgegen.
Bei primär degenerativen Gelenkerkrankungen richtet sich die Strahlenbehandlung nur auf die begleitenden entzündlichen Veränderungen und die daraus resultierenden Schmerzen. Eine Rückbildung degenerativer Prozesse läßt sich keinesfalls erreichen.
Die Indikationen zur Strahlenbehandlung gutartiger Erkrankungen sollten eng gefaßt sein. Nur wenn durch die Strahlentherapie wesentlich bessere Resultate als durch andere Behandlungsmethoden erzielt werden können, ist sie angezeigt.

Akute und chronische Entzündungen

Sowohl bakterielle wie abakterielle Prozesse können durch eine Strahlentherapie beeinflußt werden. Die Gesamtdosis bewegt sich hierbei zwischen 0,5 und 6 Gy (50–600 rd) in 2–12 Einzelfraktionen aufgeteilt.
Absolute Indikationen zur Entzündungsbestrahlung sind:

Mastitis puerperalis	0,5–6 Gy	50–600 rd
Hidroadenitis	0,5–3 Gy	50–300 rd
postoperative Parotitis	0,5–3 Gy	50–300 rd

Relative Indikationen zur Entzündungsbestrahlung nach Versagen anderer therapeutischer Maßnahmen sind:

Panaritium ossale	0,25–1,5 Gy	25–150 rd
Gesichtsfurunkel	0,5–2 Gy	50–200 rd
Immunthyreoiditis	0,5–3 Gy	50–300 rd

Degenerative Gelenkerkrankungen

Die degenerativen Veränderungen des Knochen-, Gelenk- und Bindegewebsapparates sind durch die Strahlenbehandlung direkt nicht zu beeinflussen. Die Therapie richtet sich nur auf die entzündlichen Begleiterscheinungen, die jedoch häufig auf die Bestrahlung gut ansprechen. Dabei ergeben sich folgende Indikationen:

Periarthritis humeroscapularis	2–4 Gy	200–400 rd
Epicondylitis humeri	2–3 Gy	200–300 rd
Calcaneussporn	4–6 Gy	400–600 rd
Arthrosis deformans	3–6 Gy	300–600 rd
(Morbus Bechterew)	3–5 Gy	300–500 rd

Hypertrophische Prozesse und gutartige Tumoren

Keloide lassen sich durch eine Strahlenbehandlung günstig beeinflussen. Erforderlich ist dabei eine Dosis von 20 Gy (2000 rd), Die Therapie erfolgt am zweckmäßigsten mit Weichstrahlgeräten oder der Kontakttherapie mit ^{90}Sr–^{90}Y. Die besten Resultate werden erzielt, wenn bei nachgewiesener Disposition zur Entwicklung von Keloiden die Therapie am 4. Tag nach der operativen Exzision einsetzt.

Hämangiome im Kindesalter neigen zu einer spontanen Rückbildung. Bei stark wachsenden Angiomen kann eine induktive Strahlentherapie diese Rückbilungstendenz unterstützen.

Hämangiome der Wirbelkörper werden bei ausgeprägter Schmerzsymptomatik mit einer Dosis von 30 Gy (3000 rd) bestrahlt. Eosinophile Knochengranulome bilden sich nach einer Dosis von 20–30 Gy (2000–3000 rd) zurück.

Funktionelle Strahlentherapie

Die endokrine Ophthalmopathie, die nach Normalisierung der Schilddrüsenfunktion bestehen bleibt, kann durch eine externe Bestrahlung des Retroorbitalraumes günstig beeinflußt werden. Die erforderliche Dosis liegt bei 15–25 Gy (1500–2500 rd).

Zur Ausschaltung der Ovarien (Kastrationsbestrahlung) ist eine Dosis von 12 Gy (1200 rd) erforderlich, bereits mit 3 Gy (300 rd) kann eine Sterilisation erreicht werden.

Bei traumatischen Parotisfisteln ist vor dem operativen Verschluß eine „Trockenlegung" der Speicheldrüse erforderlich. Durch eine Dosis von 20–30 Gy (2000–3000 rd) wird eine temporäre Funktionsausschaltung von ca. 6 Wochen erreicht.

6.2 Bösartige Tumoren und Systemerkrankungen

> Wirkungsprinzipien (s. a. Kap. 2)
> Verhältnis der Strahlensensibilität von Tumor zu umgebendem Gewebe (Elektivitätsfaktor)
> Klinische Grundlagen zur Anwendung der Orthovolttherapie, Hochvolttherapie und der Therapie mit umschlossenen Radionukliden
> Allgemeine Indikationen zur kurativen und palliativen Strahlentherapie
> Notwendigkeit der Tumorlokalisation und der Bestrahlungsplanung

Ionisierende Strahlen schädigen die Zellen fast ausschließlich im Verlauf der Zellteilung. Die Strahlenempfindlichkeit eines Gewebes ist somit abhängig von der Höhe des Anteils proliferierender Zellen und deren Differenzierungsgrad. Da die Proliferationsrate einer malignen Geschwulst größer ist als diejenige des gesunden umgebenden Gewebes, besteht folgerichtig auch eine höhere Strahlensensibilität des Tumors (Regel von Bergonié und Tribondeau 1906) – Das Verhältnis der zulässigen Strahlendosis am gesunden Gewebe zu der am Tumor bezeichnet man als *Elektivitätsfaktor.*

Die Elektivität der Strahlenwirkung kann durch die *Fraktionierung* in der Regel verbessert werden. Man versteht darunter die Aufteilung der erforderlichen Tumorvernichtungsdosis in kleine Einzeldosen (z. B. 2 Gy = 200 rd pro Tag). Da sich das gesunde Gewebe besser und schneller als das Tumorgewebe erholt, begünstigt dieses Vorgehen das gesunde Gewebe und erlaubt somit die Verabreichung höherer Herdvernichtungsdosen.

Durch die *Protrahierung,* der kontinuierlichen Verteilung einer Strahlendosis über einen längeren Zeitraum, wird ebenfalls die Wirksamkeit der Strahlung auf das gesunde Gewebe herabgesetzt. Sie kommt bei der Radiumapplikation im Uterus oder der interstitiellen Therapie zur Anwendung.

Ziel einer Strahlenbehandlung muß es sein, ein Maximum an Tumorheilungen bei einem Minimum an Strahlenschädigungen des gesunden Gewebes zu erreichen. In dem bereits 1936 von Holthusen dargestellten Prinzip verlaufen Dosiseffektkurven für die Tumorvernichtung parallel zu den Toleranzkurven des gesunden Gewebes (Abb. 6.1). Die Resultante aus beiden Kurven ergibt den Anteil der Tumoren, die bei der jeweiligen Strahlendosis ohne Schädigung der gesunden Umgebung geheilt werden. Es gibt somit für alle Geschwülste ein Optimum der Strahlendosis, wobei die größtmögliche Anzahl von Tumoren geheilt wird, bei einer vertretbaren Anzahl von Nebenwirkungen. Dieses Dosisoptimum ist sehr eng begrenzt; eine Unter- oder Überschreitung ergibt bereits wesentlich schlechtere Behandlungsresultate. Unterdosierung führt zu einer höheren

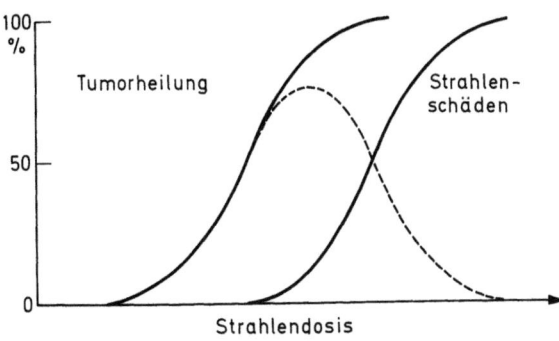

Abb. 6.1. Tumorheilung als Differenz zwischen Tumorvernichtung und Toleranzüberschreitung in Abhängigkeit von der Dosis. (Nach Holthusen)

Rezidivrate, die Überdosierung ergibt einen höheren Anteil an Nebenwirkungen.

Folgende Tumordosen sind bei den aufgeführten Geschwülsten erforderlich:

Seminom	30–40 Gy	3000–4000 rd
Lymphogranulomatose	40–45 Gy	4000–4500 rd
Medulloblastom	40–50 Gy	4000–5000 rd
Plattenepithelkarzinom (z. B. Mundhöhle, Ösophagus, Lunge, Uterus)	60 Gy	6000 rd
Melanom, ausgereifte Sarkome	über 60 Gy	über 6000 rd

Daneben ergeben sich für sog. kritische Organe folgende Belastungsgrenzen:

Knochenmark	ab 1 Gy	ab 100 rd
Keimdrüsen	12 Gy	1200 rd
Augenlinse	6 Gy	600 rd
Lunge	20 Gy	2000 rd
Leber	25 Gy	2500 rd
Niere	25 Gy	2500 rd
Dünndarm	30–40 Gy	3000–4000 rd
Rückenmark	40 Gy	4000 rd
Speicheldrüse	50 Gy	5000 rd
Haut	60 Gy	6000 rd

Die Radiotherapie stellt vergleichbar mit der Operation eine lokoregionale Maßnahme dar. Die Zuordnung zu anderen onkologischen Behandlungsmethoden ergibt für die Strahlentherapie verschiedene Anwendungen.

1. Die alleinige Strahlentherapie mit kurativer Zielsetzung (z. B. Lymphogranulomatose, Stimmbandkarzinom, Zervixkarzinom, Zungenkarzinom).
2. Die postoperative Strahlentherapie (z. B. Mammakarzinom, Tumoren der Hals-, Nasen-, Ohrenregion, Weichteilsarkome).
3. Die präoperative Strahlentherapie (z. B. Blasenkarzinom, Hypernephrom, Rektumkarzinom, Tumoren der Hals-, Nasen- und Ohrenregion).
4. Die Kombination der Strahlentherapie mit einer Chemotherapie (z. B. kleinzelliges Bronchialkarzinom, Teratokarzinom des Hodens).

Zweifelsohne stellt die Kombination von Operation und Bestrahlung, sei es als Vor- oder Nachbestrahlung die häufigste Behandlungsform dar.
Klinische Grundlage für eine Strahlenbehandlung ist eine exakte reproduzierbare Klassifikation der Geschwülste. Die Prognose eines Tumorpatienten wird einerseits vom biologischen Verhalten der Geschwulst und andererseits von deren Ausdehnung und Größe zu Beginn der Behandlung bestimmt. Während die speziellen biologischen Geschwulsteigenschaften, wie Differenzierungsgrad, Wachstumsgeschwindigkeit und Metastasierungsneigung auf dem Blut- und Lymphwege nur ungefähr erfaßt werden können, lassen sich Größe und Umfang eines Tumors exakt festhalten. Für die Klassifizierung hat sich das TNM-System international bewährt. Dabei steht T für Tumor (Primärgeschwulst), N für regionale Lymphknotenmetastasen und M für Fernmetastasen.
Zur Einordnung eines Tumors müssen alle zur Verfügung stehenden klinischen, röntgenologischen und pathomorphologische Untersuchungsverfahren herangezogen werden; sie gehen ein in die *Bestrahlungsplanung.*
Für die Durchführung der Strahlenbehandlung stehen heute zahlreiche Strahlenarten und Strahlenqualitäten zur Verfügung. Bei oberflächlich gelegenen Tumoren wird man eine Strahlung bevorzugen, die einen steilen Dosisabfall zur Tiefe hin hat, z. B. konventionelle Röntgenstrahlen oder schnelle Elektronen von geringer Energie. Gelegentlich kann eine Änderung des Isodosenverlaufes durch spezielle Filter oder Moulagen (Nachbildung veränderter Körperteile in wachsartige Masse) angezeigt sein. Bei tiefer gelegenen Tumoren ist in der Regel nur die *Hochvolttherapie* in Form der Kobalt 60 γ-Strahlung oder energiereicher Photonen des Kreis- oder Linearbeschleunigers angezeigt. Die unterschiedliche Absorption der verschiedenen Strahlenqualitäten bei Gewebeinhomogenitäten ist bei der Wahl der geeigneten Strahlenart zu berücksichtigen.
Die Abb. 6.2 vergleicht verschiedene Strahlenarten und -qualitäten (s. auch Abb. 1.7, S. 22). Die Dosisverteilung zur Tiefe hin läßt sich graphisch in Form von Isodosenkurven darstellen.
Für die Tumortherapie ist die Orthovolttherapie (konventionelle Röntgentherapie) nur für oberflächliche Tumoren angezeigt. Eine Strahlenthe-

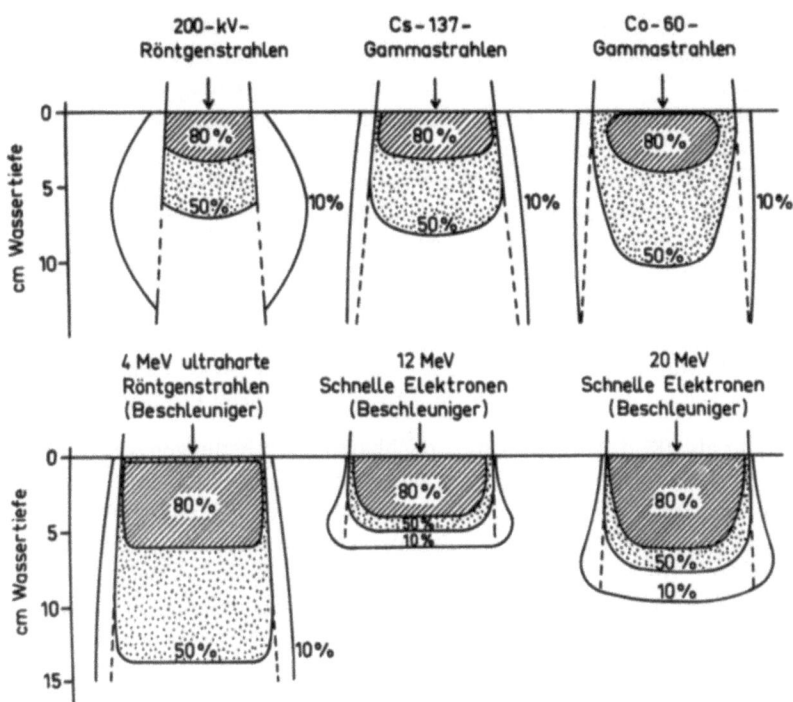

Abb. 6.2. Bereiche gleicher Dosis für verschiedene Strahlenqualitäten

rapie tiefer gelegener Geschwülste sollte ausschließlich unter Hochvolttherapiebedingungen erfolgen.

Die Bestrahlung eines Herdes über ein einziges Feld, dessen Strahlenrichtung sich nicht ändert, bezeichnet man als *Stehfeldbestrahlung*. Zur Verdünnung der Oberflächenbelastung der Haut bei gleichzeitiger Summation der Tumordosis in der Tiefe kommt eine *Mehrfeldertechnik* zur Anwendung. Es handelt sich dabei um eine konzentrisch auf einen bestimmten Herd ausgerichtete Stehfeldbestrahlung über mehrere Einfallsfelder. Die *Bewegungsbestrahlung* (Pendelbestrahlung) stellt bei geeigneter Lokalisation des Tumors die Perfektion der Mehrfelderbestrahlung dar. Dabei bewegt sich die Strahlenquelle auf einer Kreisbahn um den Herd. Die Drehachse liegt in der Herdmitte. Die Bewegungsbestrahlung ermöglicht dort, wo sie anwendbar ist, eine begrenzte Bestrahlung eines Herdes bei größtmöglicher Schonung seiner Umgebung. Anwendungsgebiete: Ösophaguskarzinom, Blasenkarzinom, Prostatakarzinom.

Mit *umschlossenen Radionukliden* kann eine *Kontaktbestrahlung* durchgeführt werden. Bei Tumoren und Veränderungen der obersten Hautschichten, der Schleimhaut, der Kornea oder der Konjunktiva kann eine Flächentherapie mit ^{90}Sr–^{90}Y erfolgen. ^{90}Sr mit seinem kurzlebigen Zerfallsprodukt ^{90}Y sendet durch eine metallische Verkapselung ausschließlich β-Strahlen aus mit einer Gewebehalbwertsdicke von nur 1 mm. Der Dosisabfall zur Tiefe hin ist steil und die Strahlung reicht im Gewebe bis maximal zu 8 mm; dieser Umstand gewährleistet eine absolute Schonung tiefer gelegener Gewebeschichten. Mit Radium wird vornehmlich eine *intrakavitäre Strahlenbehandlung* durchgeführt. Dabei erfolgt die Einbringung des Nuklids in natürliche Körperhöhlen (Cavum uteri bei Zervix- und Korpuskarzinom).

Bei der *interstitiellen Strahlentherapie* werden die umschlossenen Radionuklide durch operatives Vorgehen in den Tumor eingebracht. (Spickung mit ^{198}Au bei Zungentumoren, Spickung mit ^{125}J beim Prostatakarzinom).

Mehr als 50% der gegenwärtig erreichbaren Krebsheilungen werden durch eine Radiotherapie erzielt; bei nicht heilbaren Tumorleiden kann die Strahlentherapie in 70% der Fälle zumindest einen Palliativeffekt erzielen. Eine Indikation zur kurativen Strahlentherapie stellen folgende Malignome dar:
Kehlkopfkarzinom, Tonsillenkarzinom, Mammakarzinom, Prostatakarzinom, Uteruskarzinom, Hauttumoren, Lymphogranulomatose, Non-Hodgkin-Lymphome, Seminome und andere.

Unter Berücksichtigung der oben aufgeführten Kriterien können heute mittels Hochvolttherapie folgende 5-Jahresheilungen erzielt werden:

Lippenkarzinom	90–95%
Mundhöhlenkarzinom	35%
Kehlkopfkarzinom	60%
Retinoblastom	80%
Bronchialkarzinom	7%
Seminom	80–90%
Prostatakarzinom	70–80%
Zervixkarzinom	70%
Lymphogranulomatose (Stadium I und II)	85%

Eine *palliative Strahlentherapie* stellt den Versuch dar, das Tumorwachstum zu verzögern oder Symptome zu lindern, in Fällen, in denen eine kurative Strahlenbehandlung nicht mehr möglich ist. Bewährte Indikationen sind:
Schmerzen bei Knochenmetastasen, die Verringerung der Frakturgefahr bei Knochenmetastasen (z. B. drohende Wirbelfraktur mit Querschnittslähmung), die Einflußstauung bei Mediastinaltumoren, Atelektasen bei Bronchialkarzinom, Meningeosis carcinomatosa, Hirnmetastasen strahlensensibler Tumoren).

Die Dosis orientiert sich am Allgemeinzustand des Patienten und sollte nur so hoch bemessen sein, daß dem Patienten zwar eine Linderung zuteil wird, zusätzliche Nebenwirkungen jedoch vermieden werden. Die Dosis für eine Schmerzbestrahlung bei Knochenmetastasen beträgt 20 Gy (2000 rd), für eine Stabilisierungsbestrahlung 40 Gy (4000 rd), bei Hirnmetastasen kommen 40 Gy (4000 rd) zur Anwendung.

Die genaue *Lokalisation des Tumors* durch Inspektion, Palpation, zusätzliche Röntgenuntersuchung, Szintigraphie, Operationsberichte usw. ist die Grundlage für eine exakte Bestrahlungsplanung. Nach der Lokalisation erfolgt die Festlegung der Lagebezeichnung des Tumors zur Körperoberfläche und damit auch die Einordnung der Tumorausdehnung in die anatomische Nachbarschaft. Am besten bewährt zur Lokalisation hat sich der Therapiesimulator, bei dem die diagnostischen Röntgenstrahlen die geometrischen Bedingungen, die bei der Strahlentherapie auftreten, nachahmen.

Die *Bestrahlungsplanung* als Voraussetzung für eine optimale Strahlentherapie ermittelt die relativ günstigsten Bestrahlungsbedingungen. Darin werden die Strahlenart, Feldgröße, Strahlenrichtung, Dosierung, Fraktionierung usw. festgelegt. Der Bestrahlungsplan einschließlich der Bestrahlungsbedingungen ist nach der Röntgenverordnung gesetzlich vorgeschrieben und muß vor der Behandlung schriftlich festgelegt sein (s. S. 75).

Literatur

Dold U, Sack H (1976) Praktische Tumortherapie. Thieme, Stuttgart
Fletscher GH (1980) Textbook of radiotherapy. 3rd ed. Lea & Febiger, Philadelphia
Sack H (1978) Klinische Strahlentherapie. In: HundeshagenH (Hrsg) Radiologie. Springer, Berlin Heidelberg New York
Scherer E (Hrsg) (1980) Strahlentherapie – Radiologische Onkologie. 2. Aufl. Springer, Berlin Heidelberg New York

Sachverzeichnis

Abdomennativaufnahme 122
Abfall, radioaktiver 5, 81, 84
Abschirmung 83
Absorption 13
Absorptionsdifferenz 91
Absorptionskoeffizient 91
Abstandsgesetz, quadratisches 82
Äquivalentdosis 22
Aktivität 4, 18, 23
Alterungsprozesse 51
Analogmessung 128
Angiographie, zerebrale 97, 114
Angiokardiographie 94, 109, 111
Anregung 10
Antiallergika 94
Antikörpersynthese 32
Aortenklappenfehler 109
Aortoarteriographie 94, 95, 109, 113
–, indirekte 95
Aortographie, translumbale 95
Arachnitis 115
Arteriographie der Hand 112
Arterioportographie 97, 113
Arthrographie 118, 119
Arzt, ermächtigter 74, 81, 84
Atomgesetz 70
Aufbaueffekt 21
Aufhellung 102
Aufklärungspflicht 93, 94
Auflösungsvermögen 126

Aufzeichnung, RöV 75
– StrlSchV 79
Auger-Effekt 2
Ausscheidungsurogramm 106
Ausscheidungsurographie 122
Austrittsdosis 21

Bariumperitonitis 94
Becquerel (Bq) 4
Befruchtung 60
Belehrung 71, 77
Belichtungsautomatik 86, 87
Bestrahlung, akute 26
– chronische 26
Bestrahlungsplanung 107, 154, 157
Bestrahlungsraum 81
Betatron 9
Bewegungsbestrahlung 155
Bewertungsfaktor 22
Bildbandspeicher 88
Bilddetektor 86
Bildverstärkerfernsehkette 104
Biligram 94
Blutvolumenbestimmung 132
Blutzellen, zirkulierende 46
Bremsstrahlung 6
Bronchiektasen 117
Bronchitis, deformierende 117
Bronchographie 117, 118
Bronchustumor 117

Cholangiographie, perkutan-transhepatisch 117

Cholangiopankreatikographie (ERCP) 116
Cholezystoangiographie, laparoskopisch 117
Cholezystocholangiographie 115
Cholezystographie, orale 116
Chromosomenaberrationen 56
Chromosomenmutationen 56
Clearance, renale 139
Colonkontrasteinlauf 121
–, Anomalie 121
–, Entzündung 121
–, Tumor 121
–, Ulzera 121
Compton-Effekt 12
Computertomographie 90, 103, 106, 123
– des Schädels 99
– –, Hydrocephalus internus 107
Curie (Ci) 4

Darm 30
Dekontamination 4, 81, 84
Dekorporation 84
Dextrokardiographie 94
Digitalmessung 128
Diskushernie 115
Divertikel 122
DNA 31
–, Synthese 33
Doppelkontrastmethode 118
Doppelstrangbruch 31

Dosis 8, 18, 21
–, genetisch signifikante 66, 69
–, höchstzulässige 73
Dosiseffektkurven 152
Dosisgrenzwert, s. Grenzwert
Dosisleistung 8, 19, 26
Dosisreduktion 88
Dosisumrechnung 20
Dosisverteilung 21
–, räumliche 27
–, zeitliche 26
Dünndarm 47
Dunkeladaptation 88
Durchlaßstrahlung 6
Durchleuchtung 103
–, Bildentstehung 103
Durchleuchtungsbild 88
Durchleuchtungsschirm 86

Einfallsdosis 21
Einzelstrangbruch 31
Elektivitätsfaktor 152
Elektron 2, 9, 11
–, hydratisiertes 10
Elkind-Repair 35
Endokrine Ophthalmopathie 151
Energiedosis 19, 20
Energiespektrum 6
Energieübertragungsvermögen, lineares (LET) 11
Entzündungsbestrahlung 150
Enzyme, lytische 33
Epilation 49
Erholung 27, 34, 35
Erythrozytenvolumenbestimmung 132
Extrapolationsbereich 58
Extrapolationszahl 34

Fallot-Tetralogie 112
Fibrose 51
Filmdosimeter 16, 81
Filmfolienkombination 86

Filterung 7, 14, 83
Fistel 122
Flächendosisprodukt 22
Fluoreszenzstoff 103
Fraktionierung 26, 152
Freigrenzen 77, 78
Fremdmarkierung 144
Frühschäden, somatische 28
Frühurogramm 122
Füllungsdefekt 122
Funktionsszintigraphie 129, 130

Galleableitung, palliativ 117
Gammafernbestrahlung 8
Gammakamera 126
Gammastrahlenkonstante 24, 78
Ganzkörperbestrahlung 27
Gastrografin 94
„G_2-Blockade" 34, 36
Gefäßverkalkung 109
Gefäßwandveränderungen 51
Gegenstromarteriographie 97, 99
Geiger-Müller-Zählrohr 17
Genehmigung, RöV 61
–, StrlSchV 77
„genetisch signifikante Dosis" 58
Genmutationen 56
Gesichtsschädeldiagnostik 107
Gewebshypoplasie 51
Glomustumor 115
Gonadendosis 80
Gray (Gy) 19
Grenzwert, Dosis 61, 79
–, Ingestion 78
–, Inhalation 78
–, Jahresaktivitätszufuhr 65, 80

Hämangiome 151
Hämatom, epidural 115

Härtebereich 7
Halbleiterdetektor 90
Halbwertschichtdicke (HWD) 14
Halbwertzeit, biologische 125
–, effektive 125
–, physikalische 4, 78
Hartstrahltechnik 7
Haut 48
Helligkeitsrelief 103
Helligkeits-Verstärkung 88
Herddosis 21
Herzfehler, angeboren 110
Herz, Gefäß, Kontrastdarstellung 94, 109
Herzwandaneurysma 108
Hochvolttherapie 154
Hoden 44
Hodentumor 113
Homogenitätsgrad 15
Hydrozephalus 115
Hyperperistaltik 120
Hypothermie 39

Ileus 121
Impulszahl 17
Infusionscholegraphie 116
Infusionsurographie 122
Ingestion 78, 80
Inhalation 78, 80
Inkorporation 3, 61, 80, 84
Interdigitalmykose 113
Interphasetod 28, 34
interstitielle Strahlentherapie 156
intrakavitäre Strahlenbehandlung 156
Intubationsbesteck 94
Ionendosis 19
Ionisation 9, 10
Ionisationskammer 16
ionisierende Teilchen, direkt 9
–, indirekt 9
Isobar 2

Isodose 21
Isotop 2
Isotopenaustausch 144
Isthmusstenose der Aorta 110

Judkins-Technik 113

Kapillarblockade 137
Karyolyse 32
Kastrationsbestrahlung 151
Katarakt 51
Katheterarteriographie 97, 99
Kavographie 95
Keimtod 54
Keimzellmutationen 56
K-Einfang 2
Keloide 151
Kenndosisleistung 82
Kernphotoeffekt 12
Kernumwandlung 1
Kinematographie 88, 109
Klappenkalk 109
Klassifikation der Geschwülste 154
Knochenmark 46
Körperdosis 23, 61, 79
Kollimator 126
Kompartiment 125
Komplikation, Kontrastmittel 94
Konkremente 122
Kontamination 3, 4, 81, 84
Kontaktbestrahlung 155
kontrastgebende Substanzen 93
Kontrastmahlzeit 92
Kontrastmethode, negativ 118
–, positiv 118
Kontrastmittel-Komplikationen 93
Kontrastmittel, negative 93
–, positive 93
Kontrastmittel, Röntgenuntersuchung 93

Kontrastmittelzwischenfälle 94
Kontrollbereich 71, 73, 80
Koronarographie 94, 95, 109
Kortikoide 94
Krebsrisiko 63
Kristalldetektor 90
kritische Organe 61, 153
kurative Strahlentherapie 154
Kymographie 92, 108

Laevokardiographie 94
Latenzperiode 53
Lebensalterdosis 73
Leeraufnahme 122
LET 11, 22
Leukämie 52
linearer Energietransfer (LET) 11, 25
Linksherzüberlastung 109
Lipiodol 94
Lokalisation des Tumors 157
Lymphadenogramm 97, 114
Lymphadenographie 94
Lymphangiogramm 97
Lymphangiographie 94
Lymphangitis 113
Lymphogranulomatose 113
Lymphographie 97, 98, 113
Lymphom, malignes 114
Lymphsystem, Kontrastdarstellung 97

Magendarmtrakt, Divertikel 120
–, Entzündung 120
–, Fistel 120
–, Ileus 120
–, Perforation 120
–, Tumor 120
–, Ulcus 120

Magnetbandspeicher 88
Makrophagen 33
Mammographie 91
Markierung, biosynthetische 144
Markierungsprinzip 144
Massenschwächungs-Koeffizient 15
Mehrfeldertechnik 155
Melanom, malignes 113
Membrankonformation 33
Messung, Aktivität 24
–, Dosis 18
–, ionisierender Strahlen 15
Miktionszystourethrogramm (MCU) 122
Mißbildungen 54, 64
Mitralinsuffizienz 110
Mitralstenose 110
Molybdänanode 91
Muskelzellen 37
Mutabilität 59
Mutationen, somatische 56
Mutationsrate 64, 69
–, spontane 57
Mutterradionuklid 147
Myelographie 97, 100, 114, 115
–, lumbale 100

Nativaufnahme 103, 109
Negativszintigraphie 126
Nephrotomographie 106
Neurone 37
Neutron 9
Neutronentherapie 42
Nierenarterienstenose 122
Nierenbeckenkonkrement 122
Nierenbeckentumor 122
Niere, stumme 122
Nische 122
Non-Hodgkin-Lymphom 113
Nulleffekt 18
Nutzstrahlung 5

161

Oberflächendosis 20, 21
Ösophagusspasmen 120
Omphaloportographie 97
Oozyten 45
Organbewegung, röntgenologische Beurteilung 108
Organdosis 67, 74
Organ, kritisches 61, 153
Ortsdosis 23, 81
Ovar 45

Paarbildungs-Effekt 12
Palliative Strahlentherapie 156
Passagebehinderung 121
Perforansvenen 96
Periarthritis humeroscapularis 151
Perikarderguß 108
Person, beruflich strahlenexponierte 64, 65, 71, 73, 79
Personendosis 23, 74, 81
Phagozytose 137
Pharmakotoxizität 148
Phlebographie 94, 96, 109, 113
–, intraossale 96
Photoeffekt 12
Photomultiplier 90
Photon 3, 9, 12
Pneumenzephalographie 97, 99, 114
Pneumomyelographie 100
Pneumothorax 102
Pool 125
Positivszintigraphie 126
Positron 2, 9
Postoperative Strahlentherapie 154
Präoperative Strahlentherapie 154
Primärstrahlung 5
Proportionalzähler 17
Prostatahypertrophie 122
Proteinbindungskapazität 132
Proteinsynthese 32

Proton 9, 11
Protrahierung 26, 152
Pulmonalarteriographie 111
Pulmonalstenose 111
Pyknose 32

Qualitätsfaktor 22

Rad (rd) 19
Radikale 10
radioaktiver Stoff 1
–, offener 3, 4, 81, 84
–, umschlossener 3, 4, 81
Radioaktivität, spezifische 146
Radioaktivitäts-Zeit-Kurven 128
Radioimmunoassay (RIA) 133
Radioisotopennephrogramm 142
Radioisotopenverdünnungsanalyse 131
Radionuklid 1, 78
Radionuklidgenerator 147
Radionuklidkinetik 124
Radiopharmaka(-pharmazeutika) 143, 144
Radiopharmakologie 143
Radiopharmazie 143
Radiotoxizität 146
RBW-Faktoren 34
Reaktion, allergische 94
Reaktionskette 28
Rechtsherzkatheter 95
Rechtsherzüberlastung 109
Refluxmechanismus 122
Regel von Bergonié und Tribondeau 36, 43
regions of interest 131
Reichweite 10, 83
Reifungsstörungen 55
relative biologische Wirksamkeit (RBW) 25
Relaxatio diaphragmatica 108

Rem (rem) 22
Reoxygenierung 40
Repairsystem 31
Reparaturmechanismen 31
Repopularisierung 27, 44
Reproduktionstod 28
Resistenzsteigerung 39
retikuloendotheliales System 33
Risiko s. Strahlenrisiko
–, karzinogenes 55
RNA-Synthese 32
Röntgen (R) 20
Röntgenanatomie 109
Röntgenapparat 86
Röntgenbehandlung 75
Röntgenbild, Erzeugung 86
Röntgenbildqualität 101, 102
Röntgenbildverstärker 88
–, elektronenoptisch 88
Röntgenbremsspektrum 6
röntgendiagnostische Methoden, technische Grundlagen 86
Röntgenfernsehen 88
Röntgenfilm 16, 86
Röntgenleuchtschirm 16
Röntgenraum 87
Röntgenreihenuntersuchung 106
Röntgenröhre 5, 86
Röntgenschichtuntersuchung 89
Röntgenstrahlenbündel 86
Röntgenstrahlung 5, 12, 83
–, charakteristische 2, 6
Röntgenverordnung 64, 70
Rückstreuung 21

Sättigungsanalyse 135
Sauerstoffeffekt 38
Scanner 90
–, rektilinearer 126

Schichtaufnahme 105
Schichtaufnahmetechnik 89
Schirmbildaufnahme 106
Schirmbildphotographie 106
Schulterkurve 34
Schutzkleidung 72, 84
Schwächung 7, 14, 82
Schwächungskoeffizient 14
Schwärzungsrelief 101
Schwangerschaft 72, 73, 75, 76, 81
Sellink-Methode 120
Sensibilisierung 39
Sequenzszintigraphie 129, 130
Sequestrierung 137
Sievert (Sv) 22
SH-Enzyme 32
Sones-Technik 113
Spätschäden, somatische 28, 51
Spermatogonien 37, 44, 59
Spermien 44, 60
Sperrbereich 80
Splenographie 109
Splenoportographie 94, 96, 97, 113
Spürdosen 127
Stabdosimeter 16, 81
Stammzellen 44
–, hämatopoetische 37
Stehfeldbestrahlung 155
Sterilität 45
Störstrahlung 5
Strahlenarten 154
Strahlenbehandlung gutartiger Erkrankungen 150
Strahlenbelastung 8, 14, 20, 22, 61, 66, 68, 75
–, höchstzulässige 73
–, innere 28
Strahlenempfindlichkeit 152
Strahlenerythem 49
Strahlenexposition 13, 61

–, berufliche 68
–, natürliche 62
–, zivilisatorische 62, 66
Strahlenqualität 7, 15, 154
Strahlenrisiko 63
–, cancerogenes 63
–, genetisches 64, 75
–, teratogenes 64
Strahlenschaden, genetischer 28, 56, 62
–, somatischer 28, 62
Strahlenschutzbeauftragter 77, 84
Strahlenschutzüberwachung 16
–, ärztliche 74, 81
Strahlenschutzverantwortlicher 71, 77
Strahlenschutzverordnung 3, 22, 64, 70, 76
Strahlensensibilität 152
Strahlensyndrom 49
Strahlenwirkung, direkte 10
–, indirekte 10
–, karzinogene 52
Strahlenwirkungen, zeitlicher Ablauf 28
γ-Strahlung 3, 12, 83
Streustrahlenraster 14, 86, 87
Streustrahlung 5, 13
Streuung, geladener Teilchen 10
–, Photonen 13
–, klassische 12
Syndrom, gastrointestinales 50
–, hämatopoetisches 50
–, zentralnervöses 51
Synthese, radiochemische 144
Szintigraphie 126
–, dynamische 129
–, statische 129
Szintillationsdetektor 16

Tätigkeitsverbot 81
α-Teilchen 1, 9, 11, 83
β-Teilchen 2, 11, 83
Teilchenbeschleuniger 8

Teilkörperbestrahlung 27
Thoraxübersicht 102
Tiefenblende 86
Tiefendosis 21
Tochterradionuklid 147
Todesursachen 29
Tomographie 89
Träger 144
Tracertechnik 128
Transitzeit 128
Transport, aktiver 136
trijodierte Salzlösung 94
T_3-Test 132
Tumordosen 153
Tumormetastasen 113
Tumorzellen, hypoxische 39

Übersichtsaortographie 99
Überwachung s. Strahlenschutzüberwachung
Überwachungsbereich 71, 73, 80
Ulkus, Leitsymptom 122
Umgehungsoperationen 113
Umsatzrate 128
umschlossene Radionuklide 155
Urografin 94
Urographie, retrograd 122
Urtikaria 94

Varikose 96
Ventriculographie 100
Verdauungstrakt 120
Verdichtung 102
Verdopplungsdosis 58, 69
Verschattung 102
Verschlußikterus 117
Verstärkungsfolie 16, 86
Verteilerraum 124
Vorhofseptumdefekt 108, 111

Wasserradiolyse 10
Wechselwirkung, geladene Teilchen 10
–, Photonen 12

163

Xenonhochdruckkammer 90

Zählrate 17
Zählrohr 17
Zeitfaktor, Z 38
Zelldifferenzierung 36
Zellen, ausdifferenzierte 44
–, differenzierende 44
–, euoxische 40
–, hypoxische 40
Zellerneuerung 44
Zellinaktivierung 34
–, Kenngrößen 34
Zellkern 32
Zellorganellen 33
Zelltod, mitosegekoppelter 28, 34
–, verzögerter 28

Zellzyklus 36
Zentralnervensystem 30
Zerfallsgesetz, radioaktives 4
Zwerchfellbewegung 108
Zyklotron 9
Zystographie 122

Springer Lehrbücher

Eine Auswahl

Medizinische Mikrobiologie
1. Virologie. Herausgeber: P. Klein. Bearbeiter: D. Falke 2. Auflage. 1977. (HT 178) DM 16,80. Basistext ISBN 3-540-08325-1

F. H. Meyers/E. Jawetz/A. Goldfien: **Lehrbuch der Pharmakologie.** 1975. DM 68,– ISBN 3-540-07356-6

Radiologie. Herausgeber: H. Hundeshagen. 1978. DM 58,–. ISBN 3-540-08328-6

H.-H. Wellhöner: **Allgemeine und systematische Pharmakologie und Toxikologie.** 2. Auflage. 1976. (HT 169*). DM 24,80 Basistext. ISBN 3-540-07826-6

Für den ersten Abschnitt der ärztlichen Prüfung

Allgemeine Pathologie. Nach der Vorlesung von W. Doerr. Von U. Bleyl, G. Döhnert, W.-W. Höpker, W. Hofmann. 2., neubearbeitete Auflage. 1976. (HT 163*). DM 19,80. Basistext ISBN 3-540-07633-6

F. Anschütz: **Die körperliche Untersuchung.** 3. Auflage. 1978. (HT 94). DM 21,80. Basistext ISBN 3-540-08682-X

G. Fuchs: **Mathematik für Mediziner und Biologen.** 2. Auflage. 1979. (HT 54). DM 19,80 ISBN 3-540-09625-6

Experimentelle und klinische Immunologie. O. G. Bier/ D. Götze/I. Mota/W. Dias da Silva. 1979. DM 58,– ISBN 3-540-09196-3

E. Fischer-Homberger: **Geschichte der Medizin.** 2. Auflage. 1977. (HT 165). DM 19,80 Basistext. ISBN 3-540-08194-1

Kursus: **Radiologie und Strahlenschutz.** Red.: J. Becker/ H. M. Kuhn/W. Wenz/E. Willich 2. Auflage. 1976. (HT 112) DM 19,80. Basistext ISBN 3-540-07648-4

Für den zweiten Abschnitt der ärztlichen Prüfung

Allgemeine und spezielle Chirurgie. Herausgeber: M. Allgöwer. 3. Auflage. 1976. DM 48,–. ISBN 3-540-07702-2

H.-G. Boenninghaus: **Hals-Nasen-Ohrenheilkunde für Medizinstudenten.** 4. Auflage. 1977. (HT 76). DM 18,80 Basistext. ISBN 3-540-07901-7

J. G. Chusid: **Funktionelle Neurologie.** 1978. DM 58,– ISBN 3-540-08610-2

A. Greither: **Dermatologie und Venerologie.** 3. Auflage. 1978 (HT 113). DM 16,80. Basistext ISBN 3-540-08586-6

G. Heberer/W. Köle/ H. Tscherne: **Chirurgie.** 3. Auflage. 1980. DM 68,– ISBN 3-540-09806-2

K. Idelberger: **Lehrbuch der Orthopädie.** 3. Auflage. 1978 DM 48,–. ISBN 3-540-08385-5

Kinderheilkunde. Herausgeber: G.-A. von Harnack. 5. Auflage. 1980. DM 48,– ISBN 3-540-09603-5

L. Legèr/M. Nagel: **Chirurgische Diagnostik.** 3. Auflage. 1978. DM 58,– ISBN 3-540-08896-2

W. Leydecker: **Augenheilkunde.** 20. Auflage. 1979. DM 58,– ISBN 3-540-09289-7

T. Nasemann/W. Sauerbrey: **Lehrbuch der Hautkrankheiten und venerischen Infektionen.** 3. Auflage. 1979. DM 48,– ISBN 3-540-09357-5

W. Piper: **Innere Medizin.** 1974. (HT 122). DM 19,80. Basistext ISBN 3-540-06207-6

K. Poeck: **Neurologie.** 5. Auflage. 1978. DM 48,– ISBN 3-540-08972-1

W. Schulte/R. Tölle: **Psychiatrie** 5. Auflage. 1979. DM 42,– ISBN 3-540-09569-1

Unfallchirurgie. C. Burri et al. 2. Auflage. 1976. (HT 145) DM 24,80. Basistext ISBN 3-540-07874-6

HT = Heidelberger Taschenbücher

* = Begleittext zum Gegenstandskatalog

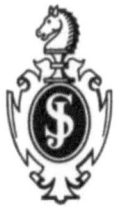

Springer-Verlag
Berlin
Heidelberg
New York

Heidelberger Taschenbücher

Band 206
A. Wackenheim

Neuroradiologie

Schädel – Wirbelsäule – Gehirn – Rückenmark – Nervenwurzeln

Übersetzt aus dem Französischen von R. Naegelein

1980. 28 Abbildungen. Etwa 140 Seiten
DM 24,80
ISBN 3-540-10078-4

Untersuchungsmethoden der Neuroradiologie

Indikation neuroradiologischer Untersuchungen
Schädel- oder Wirbelsäulentrauma – Epilepsie – Halbseitenlähmung – Querschnittslähmung – Subarachnoidalblutung – Hirndrucksteigerung – Hydrocephalus – Isolierte Kopfschmerzen – Hypophysohypothalamische Endokrinopathie – Neuralgie

Schädel und Gehirn
Schädel:
Abnorme Größe und Form – Hirndrucksteigerung – Schädelfrakturen – Schädellücken – Auftreibungen und Hyperostosen am Schädel – Mißbildungen (Kalotte, Basis) – Knochentumoren – Intrakranielle Verkalkungen – Spontaner Pneumocephalus (Pneumatocephalus)

Gehirn:
Hämatome – Geschwülste – Gehirnatrophien – Gefäßmißbildungen – Stenosen und Thrombosen – Fehlbildungen von Gehirn und Hirnhäuten – Infektionen

Die Wirbelsäule und ihr Inhalt
Die Wirbelsäulensegmente – Der Wirbel, die Bandscheibe: Veränderungen ihrer Beziehungen und Bewegungen – Hauptanomalien der Wirbel und Bandscheiben im Röntenbild – Wichtigste Krankheiten der knöchernen Wirbelsäule – Wichtigste Krankheiten der Organe im Wirbelkanal (Rückenmark, Wurzeln, Häute, Arterien, Venen) – Sachverzeichnis

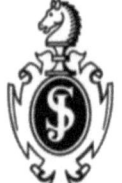

Band 167
K. zum Winkel

Nuklearmedizin

Mit einem Beitrag von J. Ammon

1975. 155 Abbildungen, 83 Tabellen. XVIII, 425 Seiten
DM 24,80
ISBN 3-540-07233-0

Springer-Verlag
Berlin
Heidelberg
New York

Definition. – Physikalische Grundlagen. – Strahlenmessung. – Radiopharmakologie. – Radiopharmazeutik. – Dosimetrie. – Strahlenschutz. – Organisation. – Allgemeine Richtlinien. – Geschichte. – Zentralnervensystem. – Bewegungsapparat. – Endokrine Drüsen. – Kreislauforgane. – Atmungsorgane. – Blut und Abwehrsysteme. – Verdauungsorgane. – Niere und ableitende Harnwege. – Maligne Tumoren. – In Vitro-Diagnostik-Therapie. – Anhang.

MIX
Papier aus verantwortungsvollen Quellen
Paper from responsible sources
FSC® C105338

If you have any concerns about our products,
you can contact us on
ProductSafety@springernature.com

In case Publisher is established outside the EU,
the EU authorized representative is:
**Springer Nature Customer Service Center GmbH
Europaplatz 3, 69115 Heidelberg, Germany**

Printed by Libri Plureos GmbH
in Hamburg, Germany